生命（いのち）の淵
バイオエシックスの歴史・哲学・課題
Deep Pool of Life
―History, Philosophy and Problems of Bioethics―

大林雅之

東信堂

まえがき

「生命」はよく「流れ」にたとえられる。川は流れていてこそ川であるように、生命現象もとどまることなく、刻一刻と流れつづけるのである。その流れがとまれば「生命」ではなくなる。そして、その流れとして生命である私もまた目にみえる景色の流れや耳に聴こえる音の流れに生きていると実感しているのである。感覚や意識の流れの中で私は「生きている」のである。必死に目的地に急ぐときに、好きな人に会うために急ぐときに、私は流れの中で「生きている」と実感する。このように、私は、「生命」の流れを生き、「生きている」という実感を持って心身で生きているのである。しかしながら、時として私は、その生きている「生命」を意識の中で対象化してしまうことがある。生きることを忘れ、「生命」を見据えようとしてしまう。つまり、「生命とは何か」、「生きているとはどういうことか」、「その生きていると実感する『私』とは何か」というようにである。このような問は古来、哲学のテーマとして考えられてきたものでもある。それらは、今日では、生命科学や医療技術の発展によって、より身近に、切実に問われるようになった問でもある。しかしながら、そのような問は、本来「生命」の流れの中に「生きている」私にとって真正の問であったのか、必要な問であったのであろうか。それらは、生命の流れを生きればよい私がみずから淀ませている「生命の淵」を覗き込んだようなものではないのか。私が、本来、「生きている」中では思い煩うようなことではなかったのではないか。そのような生命の流れを淀ませ、せき止めている淵にある問題を見極めなければならない時代に私は生きているということではないのか。このような思いを本書において述べていきたいのである。

本書は、筆者にとって、3冊目の論文集とも言えるものである。相変わらず焦点の定まらぬ議論のようであるが、拙著『新しいバイオエシックスに向

かって』(北樹出版、1993年)以降、バイオエシックスに関わる私には、上記のような「生命の淵」に惑わされているような思いも抱かされてきたのである。本書では、そのような「生命の淵」を見極め、それを再び流れる瀬に戻すような作業も、またバイオエシックスの作業であることを示したい。そのような議論をバイオエシックスについて「歴史」、「哲学」、「課題」という切り口から、これまでの拙著に収めていない論文を整理し見直したということである。その見直しの後には、「生命の淵」が再び「流れ」の中に消えていくことを望んでいるということでもある。しかしまた、生命の淵を覗き、思い悩む私自身がまた、「生命の淵」そのものでもあるかもしれない。ここでの私の悪あがきこそが、私の生命の流れそのものであり、私はその淵に流れ込んだ「私の生命の小さなよどみ」に過ぎないのかもしれないとも今となっては思っている。

　本書に掲載した論文には初出のときのものに多少手を加えたものもある。それは読みやすくするためと、それぞれが独立に発表されたものであるので、本書にまとめて掲載すると内容が他の論文と重複する部分が出てくることを避けるためでもある。このことを御了解いただいた上で読んでいただきたい。しかしながら、本書を読んでくださる場合には、はじめから読み進めていただく必要はない。本来それぞれ独立の論文であるので関心を持っていただいたものから読んでいただいて結構である。また、注については、本書において表記法を統一したこと、さらに初出時にはない、追加文献等の記入などにより、初出時とは異なる部分があることをお断りしておく。

　本書が、読んでくださった方にとってバイオエシックスの議論をより知っていただくためにどのような意味であれ何らかのお役に立つことを願っている。

　　　2005年8月

大林雅之

目次／生命の淵——バイオエシックスの歴史・哲学・課題——

まえがき　　iii

第Ⅰ部　バイオエシックスの歴史　　3

1　バイオエシックスの「歴史的回顧」　　5

1) はじめに　5

2) バイオエシックスの「歴史」　6

3) バイオエシックスへの批判　9
   ①原則主義への批判／②優生思想推進への批判／③研究推進の補完的役割への批判

4) まとめ　11
   　注　12

2　医療倫理の歴史と概念　　13

1) はじめに　13

2) 「医療倫理」とは何か　14
   ①神に仕える者の倫理／②医療専門職集団の倫理／③バイオエシックスにおける「医療倫理」

3) 日本における「医療倫理」の課題　18
   ①生命倫理学の皮相的導入／②医療専門職としての倫理の欠如

4) まとめ　27
   　注　28

3　遺伝子研究の歴史と倫理　29

1) はじめに　29
2) 遺伝子研究の発展・遺伝子の解明　30
   ①組換え DNA 技術の誕生／②塩基配列決定技術の発展とヒトゲノム計画の起源
3) ヒトゲノム計画の倫理的・法的・社会的問題　35
4) 遺伝子研究と医療　37
   ①遺伝子診断／②遺伝子治療
5) 人間にとっての遺伝子とは何か　40
6) まとめ　41
   参考文献　42

第II部　バイオエシックスの哲学　43

4　生命の技術化　45

1) はじめに　45
2) 「生命の技術化」としての「バイオテクノロジー」と「先端医療技術」　47
   ①バイオテクノロジーの出現　②先端医療技術の出現
3) 「生命の技術化」の意味　52
   ①「技術化」を可能にしたもの／②「生命の技術化」における「技術」の意味
4) 「人間の技術化」の時代へ　55
   ①目的達成確認の不可能性／②人間の特異性の喪失／③生物学の操作的性質
5) まとめ――「人間の技術化」に抗して　57
   注　58

5 バイオエシックスが「医学の哲学」を変えた　61

1) はじめに　61
2) バイオエシックスの登場と「医学の哲学」の変容　62
3) 「病気」概念に対するバイオエシックスの影響　65
4) 科学哲学とバイオエシックス　67
5) 医学・医療における「哲学」の役割・意味・仕事　70
6) 結　論　71
　　注　72

6 ヒトゲノムの全塩基配列決定は還元主義か　75

1) はじめに　75
2) 塩基配列決定技術の発展とヒトゲノム計画の起源　75
　　①塩基配列技術の発展／②ヒトゲノム計画の起源
3) ヒトゲノム計画における全塩基配列決定に対する批判的議論　78
4) DNAの機能と塩基配列を関係づける二つのアプローチ　80
　　①トップ・ダウン・アプローチ／②ボトム・アップ・アプローチ
5) 塩基配列決定 vs. 還元主義　82
　　①ボトム・アップ・アプローチは還元主義ではない／②トップ・ダウン・アプローチは還元主義ではない
6) 結　論　83
　　注　85

7 バイオエシックスにおける相補性　91
　　——遺伝子治療をめぐって——

1) はじめに　91
2) ステントの指摘　91
3) 「相補性」と「自由意志」　93

4) 基本的事実としての人間の倫理的行為　96
5) まとめ　100
　　注　101

第Ⅲ部　バイオエシックスの課題　　103

8　「生命倫理学」にとって「犯罪」への「荷担」は可能か　105

1) はじめに　105
2) バイオエシックスにとって「犯罪」とは何か　106
3) 「生命倫理学」が「荷担」する「犯罪」　109
　　①遺伝子治療／②臓器移植と脳死状態／③生殖技術／④ヒトES細胞（胚性幹細胞）
4) 生命倫理学の再生　113
5) おわりに　114
　　注　115

9　遺伝子診断とバイオエシックス　　117

1) はじめに　117
2) 遺伝子診断の多様化　117
　　①生活している人間に対する遺伝子診断／②出生前診断に関わる遺伝子診断／③研究の関わる遺伝子診断
3) 遺伝子診断の前提としての価値観　121
4) われわれにとって遺伝子とは何か　122
5) まとめ　123
　　参考文献　123

10　バイオエシックスの基本問題　　125

1) はじめに　125
2) 「バイオエシックス」とは何であったのか　125
3) 生命科学とは何であったのか　130
4) 生命利用技術から生命操作技術へ　132
5) 生命観を問う技術とは何か　133
6) 生命科学におけるパラドックスの出現　135
7) まとめ——何のために生命科学はあるのか　136
　　注　139

あとがき　141

索引　143

初出一覧　146

生命の淵
<ruby>生命<rt>いのち</rt></ruby>

――バイオエシックスの歴史・哲学・課題――

第Ⅰ部
バイオエシックスの歴史

1　バイオエシックスの「歴史的回顧」

1）はじめに

　「バイオエシックス（Bioethics）」は、もともとは、1970年代初めに、米国のがん研究者であるポッター（V.R. Potter）により、有限な地球で人類がいかに生き延びるかを問題とした「生存の科学」としての「バイオエシックス」として提唱された[1]。しかし、生命科学や医療をめぐる倫理問題の議論にこの語が用いられるようになってから一般には知られるようになった。1978年に出版された、バイオエシックス成立の記念碑的文献である『生命倫理百科事典（Encyclopedia of Bioethics）』の第2版（1995）[2]では、「学際研究において、さまざまな倫理学的方法論を導入して行う、生命科学と医療についての倫理的な洞察・判断・行為・政策を含む倫理的次元に関する体系的研究」と定義されている。

　そのバイオエシックスは日本では「生命倫理」ないし「生命倫理学」と訳されて、新しい生命科学や医療状況をめぐる倫理問題を議論する際に言及されてきた。しかしながら、米国のように、生命科学や医療の進展の中で起こった具体的な事件や出来事が直接の経緯になって議論されることがなく、米国からの直輸入の議論のような印象をもたれてきた。それゆえに、米国での医療の変貌に関わる、「患者の権利」や「インフォームド・コンセント」、「倫理委

員会」などの意味について、日本で十分に理解されているかには依然疑問がある。

　ここで論題に「歴史的回顧」と銘打ったことに、筆者としては、いささか抵抗がある。というのも、「バイオエシックス」という語自体が生まれて米国でも30年ほどしか経っておらず、その「歴史」を、まして日本で論ずるのも、また、それを「回顧」するのにも、時期尚早ではないかと思うからである。しかし、一方で、バイオエシックスを、その「誕生」から「今日」までを振り返るということが、その誕生の地である米国をはじめ、最近盛んになっているということも事実である。本章では、それらの「歴史的回顧」に関わる議論を紹介しながら、「バイオエシックス」とは、とりあえず、現時点で、何であったのかを考え、そして、これからどうなるのか、どうなるべきなのかについて述べてみたいと思う。

2）バイオエシックスの「歴史」

　バイオエシックスの「歴史」を見ようとした試みで、記念すべき出来事は、1992年に米国のシアトルで開催された、「バイオエシックス誕生から30年」をテーマとしたシンポジウムである[3]。それは、1962年に、有名な写真雑誌『ライフ（*LIFE*）』に掲載された「彼らは誰が生き、誰が死ぬのかを決める」という記事の30周年を機に開催されたものであった。その記事に取り上げられた事件とは次のようなことであった。1962年当時、実用的な血液透析器械は開発されたばかりであり、高価かつ希少なものであった。その器械をシアトルの病院では、多くの患者に使いたいわけであるが、すべての患者に使用できないことから、患者を選択しなければならなくなった。そのようなこ

とは従来もなされていたことではあるが、それは、医療の密室性の中で、医師の個人的な判断でできるという範囲の中でしてきたのであるが、この問題では状況が異なっていた。限られた器械の使用については、医師個人の判断ではできない、他の医師や患者の目もある。そのような中で、それまでの医療倫理の根幹であった、医師の「パターナリズム（Paternalism, 家父長的温情主義）」では立ち行かなくなったのである。そこで、病院は「神様委員会」（委員の氏名は匿名とされた）とも称される、医師以外の人間を含む委員会という第三者に任せるという方法をとったのである。これが、今日の「病院倫理委員会（Hospital Ethics Committee）」のはしりともなり、今日のバイオエシックスの起源とも考えられる事件となり話題となったのである。

　そのシンポジウムでは、米国のバイオエシックスをリードしてきた研究者・医師らが集まり、バイオエシックスの誕生30周年を記念してバイオエシックスの歴史を回顧したのでもあった。そこでは、バイオエシックスの成立と発展の過程が語られると同時に、バイオエシックスのある意味での隆盛についての批判も議論された。

　米国でのバイオエシックスの成立と発展については、これまでにいくつかの著作もあるが、大方、次のように述べられている[4]。

　前述のシアトルの事件に代表されるように、バイオエシックスの揺籃期から成立期であった、1960年代は米国にとっては、社会的に大きな変革の時代でもあった。国際的には、ベトナム戦争が泥沼化しており、国内的には、黒人の公民権獲得運動に代表される、消費者運動、女性の権利獲得運動、少数者の差別撤回運動を含めた人権運動の興隆など社会問題が噴出した時代であった。そのような中で、人権問題について最も後進地であった医療の見直しが、前述のシアトルの事件や、さまざまな医学研究における非倫理的な人体実験

等の告発などもあり、進められた。

　1970年代になると、生命科学・医学研究をめぐっては、1973年に開発された遺伝子組換え実験技術に対する規制に関し、ガイドライン（実験指針）や、遺伝子組換え実験計画を事前に審査する機関内生物安全委員会（IBC）などの新しい研究制度を生んだ。また人体実験については、第二次世界大戦中のナチスの医師たちによる人体実験の反省などを踏まえ、被験者へのインフォームド・コンセントの重要性と研究の事前審査をする機関内研究審査委員会（IRB、いわゆる倫理委員会）の制度を確立させた。そのような議論は日常的な医療にも向けられ、脳死状態からの心臓移植、体外受精などの問題や、人工妊娠中絶の合法化、尊厳死などにおける、患者の権利擁護の議論を進め、生命の質（Quality of Life）」を論じ、倫理原則として、「自己決定」「恩恵」「公正」「無害」などを取り上げ、インフォームド・コンセントや、倫理委員会の制度を推進した。また、医療費の軽減や医療保険制度に関連した議論もなされている。米国は、これらの議論を国家的に推し進めた。バイオエシックスに関する大統領委員会などが設置され、研究者を動員して多くの報告書が作成されていったのである。

　1980年代になると、上記の国家的議論を踏まえ、ガイドラインや法律などを整備していくのであった。こうして、米国では、患者の権利、自己決定権を尊重した、新しい医療の倫理としてのバイオエシックスを社会的に定着させていった。80年代の後半になると、新たにヒトゲノム計画がバイオエシックスの大きな課題になり、研究における「倫理的、法的、社会的問題」を制度的に扱うことなり、生命科学・医学研究に組み込まれていくのであった。

　90年代には、ヒトゲノム計画が実施され、これまでにない遺伝子情報の扱いや、その特許化などの新たな問題を扱うとともに、クローン人間の作製や

ES細胞への対応など従来にない生命操作の倫理問題に新しい生命観をも考慮せざるを得ない新たな局面に達したのである。

　以上のように、米国では、バイオエシックスが、当初は、医師のパターナリズム優先の医療から、患者中心の医療へと変革を導き、国家的に、生命科学や医療のあり方に対して制度的にも対応する方策を確立してきた、運動として、また研究分野として発展してきたといえる[5]。

　しかしながら、以上のような、バイオエシックスの展開に対して、いくつかの批判的議論もなされている。

3）バイオエシックスへの批判

①原則主義への批判

　バイオエシックスは、従来の医師のパターナリズムを批判し、患者の自己決定権を主軸にした倫理を求めてきたのであるが、この医療倫理の社会化の中で確立してきた倫理原則は、社会的な倫理原則の採用というかたちになった。すなわち、「自己決定」、「恩恵（善行）」、「公正」、「無害」という4原則を基礎にした倫理問題への対応であった。これらの原則は医療に限らない、近代市民社会の基本原則であった。70年代には、これらの原則によってさまざまな倫理問題を論じてみせるバイオエシスト（Bioethicist）たちの存在は大いに気を吐いたが、そのうちに、これらの原則では対応できない問題の指摘もされるようになり、これら4原則を中心として議論するバイオエシックスは「原則主義」との批判を受けるようになり、その後の事例中心に議論を進める「臨床倫理学」や、倫理問題を抱える患者の「語り」に直接耳を傾け、そこから倫理問題の本質と対応策を求めようとする「ナラティブ・エシックス」、

また従来の医療倫理の議論のあり方そのものをフェミニズムの観点から見直す「フェミニズム・バイオエシックス」などが提唱され、バイオエシックスは、今日大きく変貌することを、また求められている[6]。

②優生思想推進への批判

　バイオエシックスの議論が、医療の世界に持ち込んだ変革は、患者の自己決定権を代表とする「患者の権利」のみならず、人間の生命観の転換をもたらした。それが、「生命の質（QOL）」の概念の登場であった。この概念を創始したのはバイオエシックスではなかったが、それまでの医療における生命観は、「生命の尊厳（SOL）」に基づいていた。そこでの「生命」は、近代医学が追求した生物学的生命である、科学的対象としての生命であり、つまり、数量化することのできる生命であった。すなわち、バイタルサインで判断される生命である。いわば、「生命の量」で推し量る生命である。これに対して「生命の質」の概念は、脳死状態や重度の障害を持った新生児への対応に「苦慮」していた医療者や家族にとって、「内なる優生思想」を言語化したことによって、医療の選択権を患者に持たせる理由ともなり、また、家族の「負担」軽減に根拠を示すものともなった。しかしながら、今述べたように、それまで、生命が医療にとっては「生命の尊厳」によって「絶対的価値」を持ち、いかなる生命のあり方も尊重されてきたことに対して、「生命の質」は、生命のあり方を相対化し、そのあり方の多様性の指摘の中で、生命に「区別」、つまり「差別」を導入したのでもある。このことは、優生思想を公然と実行することになるとの批判を受け、それはナチズムによる安楽死計画における優生思想の再来との見方もなされたのである[7]。このような批判は、新しい人間概念である「パーソン（人格を持った人間）」の議論とともに、「生命の質」の概念に潜む「危険

性」の一面もついているが、医療技術の発展によってもたらされた、いわゆる「スパゲティ症候群」の出現やホスピス運動などにおける「生命の質」の意義を過小評価しているものとも考えられる。

③研究推進の補完的役割への批判

バイオエシックスの議論は、1960年代末のニクソン政権の出現で科学政策がアポロ計画による宇宙開発から、がん撲滅を目標とした生命科学研究へと方向転換されたときに、人体実験や生命操作に対する倫理問題の議論に対する研究資金注入を受けて哲学・倫理学研究者が動員され発展した面もある。その意味で、米国のバイオエシックスの発展には、その時々の科学政策や研究プロジェクトの動向によって議論が進められる傾向にあった。その意味では、本質的には、バイオエシックスは、研究プロジェクトを規制する議論であると同時に、その研究を推進する議論でもあるという二面性を当初から持っていた。最近では、90年代のヒトゲノム計画をめぐってのヒトゲノム計画におけるバイオエシックスの議論が注目に値する[8]。このような批判を受ける要因のひとつには、日本では特に顕著であるように、バイオエシックスにある運動としての意味を理解していない論者が、「学問的な」中立的立場や従来の倫理学や法的規制の技術的な議論に固執する態度があろう。

4）まとめ

以上のように、バイオエシックスはさまざまな批判にさらされながら、現代の社会の中で不可欠の議論として根付いてきたことも確かである。これまで、バイオエシックスは、生命科学・医療の発展の中で見失われていた人間性、

特に患者の人権や権利を回復することが議論の中心であったように見える。その成果として、日本ではいまだ不十分であるが、欧米では、それらの議論を進める国家的な体制が整えられ、また法制化やガイドラインの制定も進められてきた。しかしながら、1990年代の後半からの生命科学の新たな発展は、これまでとは異なる議論をバイオエシックスに求めている。つまり、人類にとってはこれまで想像したこともない「新しい生命観」を作り上げることを強いているのである。クローン技術、ES細胞（胚性幹細胞）、オーダーメイド医療、バーチャルリアリティーを利用した医療などをいかなるかたちであれ、「受容する」議論は、科学技術の発展を善と見なして来たわれわれの生活様態全般、いわば現代の科学技術文明ともいえるものを超えることを求めているのである[9]。

注

1) V. R. Potter, "Bioethics, the science of survival," *Perspective in Biology and Medicine*, 14:127-153(1970).
   Idem, Bioethics: Bridge to the Future (Printice-Hall, Inc., 1971)
2) W. T. Reich, ed., *Encyclopedia of Bioethics*, 2nd edition, 5 vols.(McMIllan, 1995)
3) A. R. Jonsen, ed., "The birth of bioethics, special supplement," *Hastings Center Report*, 23(6):S1-S15(1993).
   大林雅之『バイオエシックス教育のために』（メディカ出版、1999年）
4) 木村利人（編集主幹）『バイオエシックス・ハンドブック——生命倫理を超えて——』（法研、2003年）
   大林雅之『新しいバイオエシックスに向かって——生命・科学・倫理——』（北樹出版、1993年）
5) 今井道夫・香川知晶（編）『バイオエシックス入門　第3版』（東信堂、2001年）
6) 同上
7) ルネ・フォックス（中野真紀子訳）『生命倫理をみつめて』（みすず書房、2003年）
   市野川容孝（編）『生命倫理とは何か』（平凡社、2002年）
8) 菊井和子・大林雅之・安藤正人『生と死　改訂版』（西日本法規出版、2003年）
9) 同上

2　医療倫理の歴史と概念

1) はじめに

「医療倫理」という言葉は、日本において定着していた言葉とは言い難い。類する言葉としては、「医道」とか「医の倫理」も使われているが、一般になじみは薄い。また、「医箴」とか「医戒」のような古風な言葉もあるが、その言葉の意味は現代に生きる医師にとってもにわかに解し難いだろう。

ところが、そのような日本とは異なり欧米では、「医療倫理」にあたる言葉、「medical ethics」とか「medizinische Ethik」などは永く医師集団に属する必須事項として定着してきている。そして、そのような「医療倫理」の意味することが欧米では、1960年代を境にして様相を一変したことも事実である。

本章では、「医療倫理」をめぐる議論を手がかりに、医療倫理はどのように変わってきたか、また、日本では特にどのように変わらざるを得ないのかについて論じていきたい。

以下では、まず、医療倫理の意味することを医学史的な視点から若干考察し、その概念の変遷を見ていく。その次に、特に 1960 年代を境にして変貌した、新しい「医療倫理」としてのバイオエシックスの意味するところを医療のあり方の変革とともに考察し、最後にわが国において「患者中心の医療」が求められている医療状況の中で、「医療倫理」がどのように確立されていかねば

ならないかについて論じる。

2)「医療倫理」とは何か

①神に仕える者の倫理

そもそも「医療倫理」と改めていうまでもなく、医療とは倫理的な行為に他ならず、医療と倫理は密接にして不可分の関係にある。病む人を、疲れた人を、生きる力が弱った人を助け、援助し、快方へ向かわしめることを善として実践するのが医療の起源であろう。動物でも、自らの体力が弱ったときにはじっとして回復を待つといわれているが、人間はただじっとしているだけではなく、為す術のないとしても、病気に対して、その回復を超越的な力への祈りによって願うことをしたであろうことは想像に難くない。祈りのその先にあるものは、われわれの身に起こった災いを取りのぞき、また癒してくれる超越的存在としての「神」である。

そのような意味で、古来、医療には神の存在が想定されていた。西欧においては、アポロンやアスクレピオス等の神がおり、東洋には神農、日本においては、少 彦 命や大 国 主 命がいた。そのような神と医療の結びつきは、医療者を医療の神に仕える特殊技能者（霊能者）として尊敬あるいは畏敬の対象とし、そこにカリスマ性を見いださせ、倫理的に使命を持った職能者と思わせたであろう。その意味では、医療における倫理性を医療従事者である医師に求め、また医師が自覚するのも自然なことであったろう[1]。

②医療専門職集団の倫理

最近まで欧米では、「医療倫理」というと、それは取りも直さず、「医師の倫

> **表1　ヒポクラテスの誓い**
>
> 　医神アポロン、アスクレピオス、ヒギエイア、パナケイアおよびすべての男神と女神に誓う。私の能力と判断に従ってこの誓いと約束を守ること、この術を私に教えた人をわが親のごとく敬い、わが財を分かって、その必要あるとき助ける。その子孫を私自身の兄弟のごとくみて、彼らが学ぶことを欲すれば報酬なしにこの術を教える。そして書き物や講義その他あらゆる方法で、私のもつ医術の知識をわが息子、わが師の息子、また医の規則に基づき約束と誓いで結ばれている弟子どもに分かち与え、それ以外の誰にも与えない。私は能力と判断の限り患者に利益すると思う養生法をとり、わるくて有害と知る方法を決してとらない。
>
> 　頼まれても死に導くような薬を与えない。それを覚らせることもしない。同様に婦人を流産に導く道具を与えない。
>
> 　純粋と神聖をもってわが生涯を貫き、わが術を行う。結石を切り出すことは神かけてしない。それを業とするものにまかせる。
>
> 　いかなる患家を訪れるときも、それはただ病者を利益するためであり、あらゆる勝手な戯れや堕落の行いを避ける。女と男、自由人と奴隷の違いを考慮しない。医に関すると否とにかかわらず、他人の生活についての秘密を守る。
>
> 　この誓いを守り続ける限り、私は、いつも医術の実施を楽しみつつ生きてすべての人から尊敬されるであろう。もしもこの誓いを破るならば、その反対の運命をたまわりたい。
>
> 　　　　　　　　　　　　　　　　　　　　　　　　　　　　（日本医師会訳）

理」を意味していた。最も有名なものに、「ヒポクラテスの誓い」（表1）がある。これは、古代ギリシャの医師、ヒポクラテスの名を冠してはいるが、ヒポクラテスという個人が著したものではなくその一派の医師たちが作り上げたものといわれている。このことは、欧米における医療倫理の意味することを明確に示している。すなわち、医師たちは、自分たちの専門的知識・技術を集団によって維持し、秘匿し、排他的に維持していくことを自分たちの倫理規範としていたのである。つまり、欧米における「医療倫理」の本質には、医療の知識・技術、その使用には専門家としての医師のみが関与し、非専門

家である「素人＝患者」の介入を排除することによって成り立つものと考えていたのである。このことは、西欧における専門職の成り立ちに大きく関わっている[2]。

そのような「医師の倫理規範」としての「医療倫理」の捉え方は、永く西欧では伝統として存続していた。17世紀のルネッサンスの時代において、大学の起源の一つとしての医学校が新たに設立され、医療職能集団の自立的、自主的管理能力は強化されていった。そのような中で、「医師の倫理綱領」としての「医療倫理」が強調され、絶対王政や、後の市民革命後の近代社会においても、医師集団が国家から自立的職能集団としての自治権と資格認定権が認められ、ある種の特権階級としての身分を確立していった。それはまた、近代科学の発展に科学技術としての医療の発展が重なり、医療が、科学技術の発展を背景に、国家的な保護の下に社会的弱者としての患者に対し医師のパターナリズム（paternalism）に基づく対応を許すものとして社会的に定着してきたといってよいであろう。19世紀に至り、コッホに代表されるような「科学者としての医師」の登場は、専門性を優先する医療における判断をますます増強していったのである。

③バイオエシックスにおける「医療倫理」

専門家としての医師のパターナリズムに基づく「医療倫理」観は、歴史的には今日までも尾を引いているといえるかもしれない。しかしながら、それを支えてきた科学技術の発展によって、専門性を背景とした閉鎖的な医療が社会的に、外側から変革されるという事態が1960年代に米国において始まった[3]。それは、科学技術が特に19世紀後半から、感染症の克服ということにおいて成果を挙げてきたが、そのことが逆に医療の限界をも顕著にしてきた

ことにも示された。

　それは、科学技術が無力であるからではなく、逆に、延命の医療技術が発展し、また精密で高価な機器の開発が血液の透析機械や人工呼吸器などを生み出し、脳死状態からの臓器移植や体外受精などの先端医療技術は、医師集団のみの判断で、その使用の是非とその根拠となる生命をめぐる価値観を決定することができなくなったことに示されている。医療倫理が、医師たちの行動規範を示すものという意味では限界を持ったのである。つまり、近代科学が支えてきた医療は、何よりも生物学的生命の延命を第一に優先してきた。それは、感染症などの急性疾患が治療すべき疾病の時代では当然のこととなっていたが、感染症がある程度克服され、慢性疾患、生活習慣病などが顕著になってきた時代には疑問の対象にならざるを得なかった。何よりも、それらの病気に対して主体性を持たなければならないのは患者であった。また、特に国民皆保険制度を持たない米国では、高度な科学技術を背景にした先端医療技術の応用は医療費の高騰をもたらし、その負担を誰がいかに負うかの問題もあった。科学技術の利用を専門家のみに判断させていては、医療費は高騰を続けるままである。このことは国家にとって重大な問題となる。そこで、考え出されたのが、医療の「消費者」であり、「最終判断者」としての患者ということである。米国の新しい医療倫理のキーワードは「患者の権利」であった。特に、「患者の自己決定権」の強調は、医師のパターナリズムが基本にあった医療という場が人権問題の最も「後進地」であったことをわれわれに気づかせたのである。

　こうして米国では、医療に、特に医師・患者関係における革命的といえるほどの変革の運動が始まったのである。それは、1960年当時の米国の社会状況、特に、黒人の公民権運動、女性の権利獲得運動、消費者運動などの権利運

動と結びついて発展した。また、科学技術開発や、生命科学の発展にともなう人体実験や生命操作の倫理的配慮の必要性も議論され、制度的にも整備される議論が起こり、医療は大きな変革の波にさらされることになったのである。その結果、新たな「医療倫理」が生まれてきた。そして医師という専門職の集団が持つ「倫理綱領」も、そのような時代にふさわしいものになっていくのである。第二次世界大戦後、世界医師会が採択したジュネーブ宣言は依然としてパターナリズムの影を受けてはいたが、1960年代につくられた、人間を対象とする研究の指針である「ヘルシンキ宣言」（何度か改訂され今日に至っている）、また、1980年代の、患者の権利を医師が尊重すべきとした「リスボン宣言」などは、被験者・患者の権利、とりわけ「自己決定権」や「知る権利」が強調するものとなっている。また、最近、アメリカ医師会の倫理綱領が見直され（表2）、欧米の医師団体が新千年紀にめざすべき医療専門職の責務（表3）が示され、それらは、患者中心の医療を支える医療専門職の倫理観を提示しているのである。すなわち、「医師のパターナリズム」から「患者の自己決定権」の尊重へ、そして、インフォームド・コンセントや、倫理委員会等の制度による社会的な倫理判断を求める「新しい医療倫理」なのである[4]。

3）日本における「医療倫理」の課題

　上記のような主として米国での経緯を受け、日本においても1970年代半ばから「バイオエシックス」の議論が導入されてきた。およそ、30年近い歳月が経ったが、依然として、医療のあり方が大きく変わりつつある日本において、新しい医療倫理の展開があったかどうかは、「インフォームド・コンセント」や「患者中心の医療」などの言葉が浸透してきた実感はあるものの、疑わしい面もある。

表2 医の倫理綱領 (Code of Medical Ethics) [アメリカ医師会 (American Medical Association)]、医の倫理に関する基本原則 (principles of medical ethics)

前文：医療専門家 (the medical profession) は、長期にわたって、主として患者の利益のために展開された倫理宣言の本文を承認してきた。この専門家の構成員として、医師 (physician) は、第一に患者に対する責務、そして同時に社会、その他の保健専門家 (health profession) および自らに対する責務を認識しなければならない。アメリカ医師会によって採択された次に掲げる基本原則は、法律 (laws) ではないが、医師にとって名誉ある行動の本質 (the essentials of honorable behavior for physician) を定めた行動基準である。

1. 医師は人間の尊厳と権利 (human dignity and rights) に対する同情と敬意 (compassion and respect) をもって、適切な医療 (competent medical care) を提供するよう専念しなければならない。
2. 医師は、専門性の水準 (the standards of professionalism) を維持し、すべての専門的やりとり (professional interaction) において誠実であり、人格もしくは能力 (character or competence) において不十分な (deficient) 医師または詐欺もしくは欺罔 (fraud or deception) にかかわる医師を適切な機関に報告するよう努めなければならない。
3. 医師は、法律を遵守するとともに、患者の最大利益 (the best interests of the patient) に反するような要求 (requirements) の変更を求める責務を認識しなければならない。
4. 医師は、患者、同僚及びその他の保健専門家の権利を尊重し、法律の制約内において (within the constraints of the law) 患者の秘密およびプライバシー (patient confidences and privacy) を擁護しなければならない。
5. 医師は、科学的知識の修得 (study)、応用 (apply) および向上 (advance) を継続し、医学教育 (medical education) への関与を維持し、患者、同僚および一般の人びとに対して適切な情報 (relevant information) を提供し、必要な場合においてその他の保健専門家の意見 (consultation) を求め、かつその技量 (talents) を用いなければならない。
6. 医師は、適切な患者看護 (appropriate patient care) を提供するにあたり、緊急の場合を除き、医療を提供する相手方、医療をともに提供する者および医療を提供する環境を自由に選択することができる。
7. 医師は、地域社会の改善 (the improvement of the community) および公衆衛生の向上 (the betterment of public health) に寄与する活動に参加する責務を認識しなければならない。
8. 医師は、患者看護において、患者に対する優先的な責務を有すべきものとする。
9. 医師は、すべての人びとについて、医療へのアクセス (access to medical care) を支援しなければならない。

1957年6月採択、1980年6月改正、2001年6月17日最終改正、アメリカ医師会代議員大会 (the AMA House of Delegates)

表3 医療専門性に関する医師憲章 (The Physician Charter on Medical Professionalism)

合同プロジェクト:アメリカ内科会議(the American Board of Internal Medicine: ABIM)、アメリカ医師協会=アメリカ内科協会(the American College of Physicians-American Society of Internal Medicine :ACP-ASIM)、ヨーロッパ内科連合(the European Federation of Internal Medicine)

基本原則(fundamental Principles)
- 患者の福祉優先の原則(principle of primacy of patient welfare)
- 患者の自己決定の原則(principle of patient autonomy)
- 社会的正義の原則(principle of social justice)

専門職の責務(professional responsibilities)
- 専門職の能力についての責務(commitment to professional competence)
- 患者に対する誠実性についての責務(commitment to honesty with patients)
- 患者の秘密についての責務(commitment to patient confidentiality)
- 患者との適切な関係を維持することについての責務(commitment to maintaining appropriate relations with patients)
- 医療の質を改善することについての責務(commitment to improving quality of care)
- 医療へのアクセスを改善することについての責務(commitment to improving access to care)
- 限りある資源の適正な配分についての責務(commitment to a Just distribution of finite resources)
- 科学的知見に対する責務(commitment to scientific knowledge)
- 利害衝突の調整によって信頼を維持することについての責務(commitment to maintaining trust by managing conflicts of interest)
- 専門職の責任についての責務(commitment to professional responsibilities)

Project of the ABIM Foundation, ACP-ASIM Foundation, and European Federation of Internal Medicine: Medical professionalism in the new millennium; a physician charter. Ann Intern Med 136: 243-246, 2002 Medical Professionalism Project: Medical professionalism in the new millennium; a physicians' charter. Lancet 359: 520-522, 2002

ここでは、日本の医療倫理を考えるために、そもそも、日本において「医療倫理」というものの発想があったのか、その問題から吟味してみる必要があろう。

①生命倫理学の皮相的導入

前述の米国を中心とするバイオエシックスの議論の展開は日本にも影響を与えたが、日本において「バイオエシックス」の語が初めて現れたのは、がん研究者であったポッターの著書『バイオエシックス——生存の科学——』が訳されて出版された1974年である。当時の日本においては、分子生物学の発展に見られる生命現象の物理・化学的解明の進歩がもたらした「生命とは何か」の新しい問題をとらえなおそうする「ライフサイエンス」の議論が盛んであり、その中でポッターのバイオエシックスも迎えられた。その後、遺伝子組換え実験の規制問題が米国で話題になると日本でも生物学者を中心にして、いわゆるバイオテクノロジーの倫理問題としてバイオエシックスが語らえるようになり、生命操作を可能にする生命科学のもたらした倫理問題を中心に議論された。そして、1980年代になると米国での臓器移植活発化に刺激された日本移植医たちが臓器移植の推進の議論をはじめ、また体外受精など生殖技術の発展による問題も含め、先端医療技術の社会的受容が問題にされ始めた[5]。この後、日本では、生命倫理の議論は脳死を「人の死」と認めるかの問題を中心にして「医の倫理」なる語も登場し議論が続けられた。1997年に、本人の事前の提供意思を前提とした「脳死状態からの臓器摘出」を認めた「臓器移植法」が成立したが、その実施には、法施行後1年4ヶ月の歳月がかかり、今日までに、20余例が行われた（2003年6月現在）のみである。また、同法には「3年後の法改正」が規定されていたが、現在、本人の意思を前提とし

ないでも摘出できる方向へと議論もなされており、15歳未満の臓器提供者も認めようという議論が、成人までに拡大され、本人の提供意思を前提としないでも臓器摘出できる方向へと議論が進み、同法成立時の本人意思の尊重という理念が失われようとしている。そのような「改悪」への反対の声も多く、いまだに「改正」には至っていない。

　また、生殖補助医療技術については、人工授精が1949年より日本ではAID（第三者の精子提供による人工授精）で行われていたが、体外受精については、日本産科婦人科学会が会告で「夫婦間」に限るとされていた。しかし、妹の卵子を使用した体外受精などの実施例が発覚し、政府も生殖補助医療技術の実施の混乱を回避するためにも法制化を検討し始めた。2000年12月に厚生省の委員会から3年後の法制化をもくろむ報告書が発表されたが、そこで禁止を予定していたいわゆる「借り腹」が実施されていたことがわかり、現在混乱状態にあるというのが実際である。

　その一方で、クローンやES細胞をめぐる倫理問題など、国際的に議論されていることに対応せざるを得ない状況に対して、「クローン規制法」は取り急ぎ成立させたが、これらの問題に対する社会的な対応が十分になされているとは言い難いというのが実態である。

　こうしてみてくると、日本においてもそれなりの経過はあるが、議論がその場しのぎのような印象は拭いきれない。最も大きな原因は、これらの議論を進める社会的なシステムがなく、社会的な合意形成へと至ることがないということである。米国のバイオエシックスに関する大統領委員会でのような議論の蓄積がないということである。

　また、以上のような経緯の中で日本における医療倫理をめぐっては、これまで医療の実践については医師資格を一度与えられれば後は医師の裁量権

が最大限に認められてしまうことなど、医療専門職能集団における医療倫理のあり方の問題が浮かび上がった。このことは、「医は仁術」とする見方を背景としてなされる「医師・医療不信」の議論と重なり、欧米のような法制化やガイドライン、また国家的な生命倫理の議論をきちんと経ないでその場しのぎできてしまい、外国の議論の皮相的な導入という様相を呈していたといえよう[6]。

②医療専門職としての倫理の欠如

以上のような状況がどうして生じているのか、一般社会の医療を見る目にも何か重大なことがらが欠けているのではないか。日本での「生命倫理」をめぐる議論のキーワードに「医師不信」、「医療不信」が挙げられる。これには、マスコミ報道におけるバイオエシックスに関する誤解の問題もあると思われるが、日本の医師のあり方の問題も問われてくるだろう。もちろん、その「医師のあり方」とは個人的な医師のあり方ではない。個々の医師の中には、名医と呼ばれる方もいるし、頭の下がるような献身の姿を示す方もいる。ここでいう医師のあり方とは制度的なことである。その見直しということが必要な時期になったのではないかということなのである。印象的なニュースを思い返してみよう。

夫婦間の体外受精によって得た受精卵を妻の妹に移植した代理出産を公表したのは長野県の医師で、これまでも日本産科婦人科学会の会告に反した生殖医療を行った人物として有名である。2000年末に、厚生省（当時）の専門委員会がその報告書で将来の法制化においては禁止していようとしていた代理出産を行っていたことを2001年5月に公表したのである。もちろん、法律で禁止されていたのでもなく、学会の会告も実際には何の強制力もないの

表4　医師の倫理（日本医師会）

総　則
1. 医師はもと聖職たるべきもので、したがって医師の行為の根本は仁術である。
2. 医師は、常に人命の尊重を念願すべきである。
3. 医師は正しい医事国策に協力すべきである。

第1　医師の義務
第Ⅰ章　患者に対する責務
第1節　診療にさいしては、全責任を負い、細心の注意を払い、最善の処置をなすように努めること。
第2節　療養上必要な事項を、親切に説明指導すること。
第3節　疾病に関する秘密義務を守ること。
第4節　患者に予後を告げるには、もっとも慎重になすこと。
第5節　救急および全治不能の患者に対する態度は、全責任を負って治療に専念し、誠実をつくして、慰安と光明と与えることに務むべきである。

第Ⅱ章　社会に対する義務
第1節　医師は、公共福祉のために進んで各自の技術と時間とを奉仕すべきである。
第2節　医師は、社会衛生に寄与すること。
第3節　医師は、伝染病予防に、万全の努力を傾倒しなければならない。
第4節　医師は、適正な社会保健並に社会保障制度に協力すべきである。
第5節　医師は、みだりに広告せぬこと。
第6節　医師は、医療行為幇助や、秘密療法を行ってはならない。
第7節　医師の倫理に反するものは、これを善導すべきである。
第8節　医師は、非医師の行う欺瞞行為を排し、社会に警告を与え、その弊害を駆逐しなければならない。
第9節　医師の倫理については機会あるごとに患者側にも理解せしむるよう指導すること。

第Ⅲ章　医師会に対する義務
第1節　医師は、医師会に入会すべきである。
第2節　医師会の構成と、役員などの選出については、積弊陋習を一新し、適材適任の選出を心がくべきである。
第3節　新薬、新療法に対する措置は、学術研究機関と連携して、公衆の福祉と医療の完全を期するため、これに対して適切な方法を講ずべきである。

第2　医師としての心構え
第Ⅰ章　医師としての心構え
第1節　医師は、人格と技術と信頼とを第一義とすること。
第2節　医師は、常に品位の陶冶に努めること。
第3節　医師は、先輩を敬慕し、かつ同僚、後輩と親善を保つよう心がけること。
第4節　研究に従事する医師の態度は、常に謙虚たるべきこと。
第5節　医師は、常に容儀端正を旨とし、診療の場所などはとくに清潔になすべきこと。
第6節　医師は、医業を助ける者に対して、感謝の念を忘れてはならない。
第7節　医師は、とくに法令の発布改善に留意すること。

第Ⅱ章　医師相互間の義務
第1節　医師は、相互に尊敬と協力とをなすべきである。
第2節　必要なる対診は努めてこれを行うべきである。
第3節　対診には不誠実と競争心があってはならない。
第4節　対診に臨むときは、常に時間を厳守すること。
第5節　対診上意見が一致しないときには、第二の対診を招請すべきである。
第6節　主治医は、診療上、一切の責任を取るべきである。
第7節　主治医の地位を尊重すること。
第8節　前医の批評をすることは、医師の品位を傷つけるものである。
第9節　社交において、誤解を生じないように心がけること。
第10節　主治医のある患者に対しては、主治医の了解を得ずして診療することは、不徳である。
第11節　急病患者に対し、数名の医師が集合する場合には、主治医かまたは初着の医師に主役を委任すべきである。
第12節　主治医の事故が解消したときは、託された患者をただちに返すべきである。
第13節　患者について、他医からの問い合わせがあった場合には、詳細かつ迅速に、必要な記録を提供すべきである。

第Ⅲ章　医師の報酬
第1節　適正なる報酬は確保すべきである。
第2節　みだりに無料または軽費診療などを行ってはならない。
第3節　非医師に、医業の神聖を冒涜されてはならない。
第4節　社会正義、医業道徳に反する特約診療をしてはならない。

（日医会誌 26(11):333-338、1951 より引用）

で、この医師にはお咎めもない。それどころか、子供をほしいという患者の願いに応えたとして胸を張っている。何かおかしい。いろいろな問題点が指摘されているが筆者がどうにも引っかかったことに次のことがあった。

　そもそも、日本の医師の資格とは何なのか。医師の資格とは国家が試験をして与えているのではないか。その国家が禁止しようと議論している最中にこの医師は個人の判断だけで代理出産を試みていたのである。資格の授与者が何のコントロールもできない資格というのはそもそも資格制度として成り立つのであろうか。このことは以前からもいわれているが、日本における医療職能集団のあり方そのものの問題なのである。西欧の自律的な専門職集団に伝統的に存在する職業倫理が、日本では確立していないのである。専門職集団は自らの持つ専門知識・技術を評価し、取捨選択し、その運用について責任を持つ、また構成員の教育もしなければならないのである。そのために、自ら厳しい倫理的態度が求められるのである。その職業倫理を明示した倫理綱領を持つのである。もちろん日本医師会も第二次大戦後に「医師の倫理」(表4)を制定したが、これは、日本医師会が世界医師会に加入するにあたって作成したともいわれ[7]、日本医師会という専門職集団の内部からの自主性によったものとは考えられていない。そのような経緯もあり、長い間、その存在は忘れられていたかのようであったが、これまで論じてきたような、「医療倫理」をめぐる社会的状況の変化を受け、実に約50年の時間を経たが、新たに「医の倫理綱領」(表5)が採択されたのである。しかしながら、両者を見比べてみても、医師のパターナリズムを基本とした心がまえの域を出ず、医療の専門職集団としての、構成員としての医師の資質を保証する責任を示していない。また、厚生労働省には「医道審議会」があり、最近、医師にふさわしくない行為をしたものへの行政処分について新たな動きも示し始めて

> **表 5　医の倫理綱領（日本医師会）**
>
> 　医学および医療は、病める人の治療はもとより、人びとの健康の維持もしくは増進を図るもので、医師は責任の重大性を認識し、人類愛をもとにすべての人に奉仕するものである。
> 1. 医師は生涯学習の精神を保ち、常に医学の知識と技術の習得に努めるとともに、その進歩・発展に尽くす。
> 2. 医師はこの職業の尊厳と責任を自覚し、教養を深め、人格を高めるように心掛ける。
> 3. 医師は医療を受ける人々の人格を尊重し、やさしい心で接するとともに、医療内容についてよく説明し、信頼を得るように努める。
> 4. 医師は互いに尊敬し、医療関係者と協力して医療に尽くす。
> 5. 医師は医療の公共性を重んじ、医療を通じて社会の発展に尽くすとともに、法規範の遵守および法秩序の形成に努める。
> 6. 医師は医業にあたって営利を目的としない。
> 　　　　（2000 年 4 月 2 日、社団法人日本医師会第 102 回定例代議員会において採択）

いる[8]が、原則的には、裁判で刑が確定した医師に対して処罰を与えるという司法判断を、自らの倫理的判断を示すことに優先しているのが現状である。

　それではなぜ日本には、欧米のような自立的な専門職集団としての医師集団の形成がなかったのであろうか。もちろん、明治維新後の医療制度の近代化において西洋の医学が取り入れられ、医学教育の充実も図られてきた。しかし、その結果として欧米のような自律した医師集団が形成されることはなかったのである。そのような医師集団の自律的あり方は日本でも国家的医師資格制度ができる明治以前には諸所に、流派というようなかたちでは見られたのである。しかし、医学の近代化を推し進めた明治期にそれが失われた。つまり、東京大学医学部を頂点とする国家主導の医学教育制度が確立していく

のである。いわば、国家の「医療官僚」としての責任を自らとらない医師が国家統制の中で誕生していき、それまでの漢方医学などの伝統的な医師集団が壊滅させられてきたのが歴史的事実である[9]。

前述のような生命科学、先端医療をめぐるわが国の混乱状況の一因は、医師集団としての社会的責任を社会に自ら宣言し、問う専門職としての職業倫理を実は日本の医師たちが持っていないことにあるのではないだろうか。先端医療技術の取得には長けているが、その運用の倫理規範を他に求めることに終始している限りは、日本の医師は「倫理」を語ることは当然できない。

4）まとめ

2002年、次のような新聞記事があった。日本医師会では、患者と医師の間に生じた医療事故をめぐるトラブルに対応するために、裁判に至ることを両者の話し合いによって回避するための患者側への支払い金の互助会的な保険制度があり、100万円以上の金額を数回にわたり、繰り返し払っている「リピーター」と呼ばれる医師の存在することを報じていた。その医師の弁もあり、自分は悪いことはしていない、裁判の時間が惜しいので金を支払った旨を述べていて、反省もないし、そのようなトラブルの再発を避けようとする意思も見うけられなかった。そして、そのまま、日本医師会会員として医師を続けているのである。そのことをこの医師にかかっている患者は知っているのかどうか不明である。だが、このようなことを目にすると、改めて医師の社会的責任の教育、制度的な対応の必要性がますます思い知らされる。

国際的動向を見てみると、EUの統合によってEU内における医師資格が統一されようとしており、米国もそれに参画しようといているということで

ある。医師資格の問題はもちろん医師養成制度の問題でもある。医学教育もグローバル・スタンダードの時代になっている。特に、米国の医学教育との較差が指摘されている日本では、国際化に遅れをとることは明白である。欧米とは、医学教育の内容も異なるし、医師集団の制度的なあり方も異なる。

日本の医師は、もはや、専門家の判断のみを優先する職業倫理を求められているのではないことを肝に銘じなければならない。医師の社会的責任において医療に関する社会的合意形成に参加しなければならないのは、もちろんであるが、その医師であることの制度的見直しや医師の資格制度についての医学生に対する教育も、社会的に検討されることが迫られているのである。

今こそ、国民一般のレベルで、日本の医療の将来を見据えて、日本における「新しい医療倫理」の構築を開始すべきときなのである。

注
1) 後藤由夫『医学と医療　総括と展望』(文光堂、1999年)
2) 田口宏昭『病気と医療の社会学』(世界思想社、2001年)
3) 大林雅之『新しいバイオエシックスに向かって』(北樹出版、1993年)
4) 大林雅之『バイオエシックス教育のために』(メディカ出版、1999年)
5) 同上
6) 菊井和子、大林雅之、安藤正人『生と死』(西日本法規出版、2003年)
7) 畔柳達雄 (講演)「日本医師会『医の倫理綱領』の作成について」、シンポジウム『21世紀における「医の倫理」を考える　納得と信頼の医療を目指して』(患者の権利オンブズマン全国連絡委員会・シンポジウム実行委員会主催、2003年4月5日、福岡県中小企業振興センター)
8) 医道審議会医道分科会「医師及び歯科医師に対する行政処分の考え方について」(厚生労働省、2002年12月13日)
9) 田口宏昭、前掲書

3 遺伝子研究の歴史と倫理

1) はじめに

　21世紀が始まった。物理学を中心とした「科学の時代」とされた20世紀に対して、21世紀は「生命科学の時代」といわれている。生命科学は20世紀後半になって、それまでの博物学的特徴を脱し、物理・化学的アプローチが成功し、分子生物学といわれる生命科学にふさわしい分野が発展した。そこでは、特に遺伝現象の解明が進み、遺伝子がDNAという「分子」、まさに「物質」でできていることを明らかにした。神秘的な現象であった遺伝現象が、物質の言葉で説明されるようになったのである。このことは、生命科学が、人間・社会に多大な影響を与えることを予感させた。その予兆が1970年代から始まった。遺伝子組換え実験、遺伝子診断、遺伝子治療、クローン技術と遺伝子めぐる研究が20世紀の世紀末に向かって次々と話題となり、人間への実験的応用も開始された。こうして迎えた21世紀は遺伝子研究を中心とした生命科学の開花する時代と期待されているのである。その先導役がヒトゲノム計画に象徴された。

　しかしながら、このような事態は、人間社会にとって未知のものである。それまで、人間の外に存在する自然を対象としてきたのが、自然科学、すなわち科学なのであった。それに対し、生命科学は人間自身も研究対象にしている。

30　第Ⅰ部　バイオエシックスの歴史

このような大転換の時代になって、生命科学は人間社会に大きな問題を突きつけてきている。

　本章では、そのような遺伝子研究を中心とした今日の生命科学がわれわれに回答を迫っている問題を、生命科学のこれまでの発展の経緯をふまえつつ、具体的な問題について解説し、それらにどのように対応していけばよいのかを考える機会になることを目標にしている。

　以下では、まず遺伝子の解明されてきた過程を概観し、遺伝現象が明らかにされ、それが、操作対象となることによって、特に医療への応用が可能になったみちすじを示す。次に、そのような遺伝子研究の具体的な成果、特にヒトゲノム計画と呼ばれるものの特徴とその倫理問題を解説していく。

2）遺伝子研究の発展・遺伝子の解明

　遺伝子の実体が明らかにされてきた経緯についてはここでは詳しく触れないが、19世紀の半ばにメンデルによって導入された「遺伝子」が、遺伝現象を説明するための仮定的概念から出発して、次第に細胞内の染色体に結びつけられ、物質的本体としてはデオキシリボ核酸、すなわちDNAであることが20世紀半ばに明らかにされ、1953年にワトソンとクリックによって、そのDNAの二重らせん構造が示された。こうして、遺伝現象は人間にとって、不可思議な現象ではなく、物質的な理解が可能であり、それゆえにまた、操作可能な現象であることが今日のヒトゲノム計画へと至るみちすじをつけたといってもよいであろう。1960年代には、遺伝情報の伝達の仕組みもほぼ解明されていった。こうして、遺伝子操作の時代となった、1970年代を迎え生物学は医療や農業、そして、それまで無縁と思われていた工業への応用の可能

性も拡大していったのである。

①組換え DNA 技術の誕生

　遺伝子が組換わるという現象自体については、1940年代にすでに、異なる株のバクテリオ・ファージを試験管内で同時に増殖させることによって起こることが知られていた。しかし今日「組換え DNA 実験」といわれるものは、1973年にコーエンらによって、大腸菌のプラスミドの DNA を組換えて大腸菌に入れ、形質転換を起こさせるという実験手法を利用した研究に始まる。それは DNA レベルにおける、人為的な「遺伝子組換え」実験を意味していた。しかし、このような実験についての安全性に関する疑問は、実は、そのコーエンらの手法の発表以前に提出されていた。

　1972年に、バーグらは動物ウィルスである SV40 とラムダ・ファージをつなげたものを大腸菌に入れた場合に、SV40 の遺伝子（細胞をがん化させる遺伝子）がどのように働くかを見ようとする実験を計画した。これは、組換え DNA 実験の先駆的なものといえるが、がん遺伝子が導入された大腸菌が、もし人に感染した場合を考えると実験すること自体中断せざるを得なかった。そこで、バーグは、他の分子生物学者にも呼びかけ、このような実験については、何らかの規制処置（安全対策）ができるまで、実験を一時取りやめるというモラトリアム（moratorium）を提唱し、その規制案づくりのための会議を呼びかけた。こうして1975年2月にカリフォルニア州アシロマでの有名な「アシロマ会議」が開かれた。日本からは2名の研究者が参加している。ここでの討議の内容は、実験の危険性の評価をめぐるものであったが、とりあえず研究者が実験をより安全にするための具体策をさらに研究することと、研究者が遵守すべき実験基準をつくるということを一応の成果とした。

そして、この成果は具体的には、1976年6月に米国の国立衛生研究所（National Institutes of Health, 略称NIH）より発表された実験指針（guidelines）であった。この指針の主要点は組換えDNAを保有する細菌を研究室から漏らさないようにするための封じ込めの方法であった。それは、組換えDNAを持った細菌を、物理的に研究室の外へ漏らさないようにするための「物理的封じ込め」の基準と、研究室の実験条件以外では生存できないようにするための「生物学的封じ込め」の基準によって詳細に設定されている。また、研究者個人や組織の役割と責任についても規定した。

　しかし、これらの基準は、当初、科学者の自主的規制としては科学の歴史において類を見ないものとされたが、実際にできてしまうと、考えられていたより研究条件が厳しくなり、自由な研究を阻害するものという声も生まれた。その後、実験する上で危険度の少ない大腸菌がつくられたり、また研究が実際に進められていくと、組換えDNA自体が新しい宿主の中では考えられていたようには発現しないこともあり、実験指針はその後何度か改訂され、緩和の方向に向かった。1982年の改訂指針では、禁止条項がなくなり大幅の緩和となったが、違反に対するNIH研究費の差し止め等の処分については残されたままで、規制としての役割は依然として持っていた。ただ、病原体の扱いに対しては当然規制されるとしても、組換えDNA実験に関する固有の規制はないも同然という見方もある。

　さて、このような規制問題を日本について見てみよう。日本における実験指針の検討は、1975年のアシロマ会議の討議内容を受け入れることにより始まった。しかし、NIHの実験指針よりはかなり遅れ、日本学術会議、文部省、総理府などで検討され、1979年3月に文部省より大学等の研究室に対する実験指針が制定され、また同年8月には、大学以外の研究機関や民間をも

対象とする実験指針が総理大臣名で定められた。これらは内容的には同じで、1976年のNIHの実験指針に準拠したものであった。しかし、1979年当時のNIHの緩和された実験指針に比べると厳しいものとなった。たとえば、DNA供与体の封じ込めレベルに関しては、下等真核生物、原核生物、ウィルスなどについて、安全とされるもの以外は、実験計画ごとに承認を必要としたのである。そこで研究者からの不満もあり、また米国での緩和の動きにも影響されて、1982年8月に、大幅に「物理的封じ込め」が緩和され、実験に使用可能な微生物の範囲も拡大した。そして、NIHの実験指針のその後の改訂に合わせて、宿主―ベクター系やDNA供与体の範囲の拡大、封じ込めレベルの緩和などを盛り込んだ改訂が何度か行われ今日に至っている。

②塩基配列決定技術の発展とヒトゲノム計画の起源

　上記のように、遺伝子組換え技術が開発され、遺伝子研究は大きな転換点を迎えたが、さらに遺伝子研究を発展させた技術が、DNAの塩基配列を解析する技術、すなわち塩基配列決定技術と呼ぶものであった。その技術が、遺伝子研究の到達点となったヒトゲノム計画を進める上で決定的な役割を担ったのである。

　DNAの遺伝情報の解明が進められた1960年代においては、その情報がDNAの塩基配列によって伝達されることは明らかにされたが、DNAの塩基配列を直接に物理・化学的に解析する方法を持ってはいなかったのである。当時は、遺伝子がつくるタンパク質のアミノ酸の配列から、アミノ酸の種類と、その並び方がさぐりだされ、もとの遺伝子のDNAの塩基配列が解析されていたのである。

　しかしながら、1970年代後半になって、二種類の塩基配列決定技術が開発

された。その一つは、1977年に提出されたマクサム・ギルバート法である。他の一つは、1978年にφX174の全塩基配列を決定するためにサンガーによって用いられたジデオキシ法である。これらの方法が画期的であったのは、一言でいえば、「DNAは化学的な手続きで塩基配列が決定され得る」ということを示したのであった。つまり、従来のように、遺伝子がつくるタンパク質からアミノ酸配列を明らかにし、そのアミノ酸の配列から遺伝子のDNAの塩基配列を探るという方法ではなく、つまり遺伝子の働きの結果としてのタンパク質から調べるのではなく、どのような遺伝子として働くDNAであるかわからなくても、直接にDNAを、「化学的手続き (a chemical procedure)」によって、その塩基配列を決定できることになったのである。化学的物質としてのDNAの塩基配列を直接に「化学的に」決定することができるようになったのである。さらに、当時の遺伝子研究における主要なテーマであったヒトの遺伝子地図の作製も進められていた。病気の原因となる多くの遺伝子がヒトの染色体上に位置づけされてはじめていた。このような遺伝子地図作りは、1980年代になり、RFLPs（制限断片長多型）を用いる方法やPCR（ポリメラーゼ反応）法が開発されますます推進されたのである。特に、PCR方法は、DNAの特定の断片のクローンを大量につくる技術として重要なものであった。その他にポジショナル・クローニング法などの技術も開発されていったことにより、これらの方法は、約30億の塩基対を持つヒトゲノムの全塩基配列決定を行おうという考えを導いたのであった。

　上記のような遺伝子研究の背景を受け、まず、1985年に米国のエネルギー庁 (the U.S. Department of Energy) が、ヒトのもつDNAの前塩基配列を決定しようというヒトゲノム計画の研究計画を提案したのであった。エネルギー庁はもともと米国の原子力政策を進める機関であったが、東西冷戦の終結を

迎え、あらたな構想を必要としていたのである。そのヒトの遺伝子のすべての地図作りや塩基配列決定などの提案は、しかしながら、簡単にはことが進まなかった。研究資金の問題やその目標の科学的意義などの点から批判もされたのである。この計画にあらたに参入してきたのが、米国における生命科学研究のメッカである国立衛生研究所（NIH）であった。こうして、1990年に、エネルギー庁とNIHが共同で正式にヒトゲノム計画をスタートさせることになったのである。

3）ヒトゲノム計画の倫理的・法的・社会的問題

　以上のようにヒトゲノム計画案が検討される中で、ヒトゲノムの研究によってもたらされる倫理的・法的・社会的問題（Ethical, Legal, and Social Implications、略してELSI）への取り組みについてもヒトゲノム計画に取り込むことが論じられた。1988年9月にワインガーデン（NIH所長）が前述のワトソンをヒトゲノム研究担当のNIH副所長に任命したが、ワトソンはヒトゲノム計画の研究予算の3％を倫理問題の検討に当てるべきとの発言をした。このようなELSIに関するプログラムは、その後具体化し、1989年9月にウェクスラーを中心に、ELSIに関するNIHワーキング・グループの初会合が開催された。同年10月にヒトゲノム計画がNIHとDOEの共同研究計画としてスタートすると、ELSIプログラムについても、同年12月にELSIに関するワーキンググループがNIHとDOEの合同でもたれることになった。

　ELSIワーキンググループが当初検討すべきトピックスとして次のものを挙げた。すなわち、

　・遺伝学的情報の使用における公平さ

- 個人における遺伝的変異についての知識の影響
- プライバシーと秘密保持
- 遺伝相談におけるヒトゲノム計画の影響
- 遺伝学的情報に影響される生殖についての判断
- 通常の医療へ遺伝学を導入することによって引き起こされる問題
- 過去と現在における遺伝学の利用と誤用
- ヒトゲノム計画の成果の商業化
- ヒトゲノム計画の概念的また哲学的含意

　以上であるが、ヒトゲノム計画の成果としての遺伝学的情報の利用が、人権の問題や従来の医療にもたらす影響、そして特定の塩基配列のパテント化などの商業化の問題など、これまでの医学・医療研究、生命科学研究をめぐる倫理問題の枠を大きく超える問題群が提起された。

　前述したようにELSIワーキンググループの提起した検討すべきトピックスは多岐にわたったが、中でも以後優先的に検討された課題は次のようなものであった。

- 公平性：遺伝子型に基づく差別、つまり遺伝病の患者に対する差別のみならず、発症していない保因者に対しても就職や保険契約などにおいて差別されることから自由であるべきことが論じられた。
- プライバシー：プライバシーの権利とは「自分自身の遺伝情報を自分でコントロールする権利」であることから、遺伝情報のコントロールについて患者、被験者の人権が最大限に配慮されることが求められた。
- 医療の提供：遺伝病に関して患者に医師やカウンセラーが提供すべきサービス、そして遺伝情報の検査に関わるインフォームド・コンセントなどについて検討された。

・教育：一般の人々と同様に、政策担当者、医療専門職、生物学者、そして社会科学者に、新しい知識とその問題、そしてその問題が生じる場面について教育する機会や方法について検討された。

4）遺伝子研究と医療

　前述したように、ヒトゲノム計画によって進められた遺伝子研究の成果は、単に基礎的な生命科学のみならず医療、農業、工業などに影響を与えるものであるが、ここでは特に医療との関連で問題になったものを見ておこう。

　従来、日本では、遺伝学と医療の関係はそれほど密接なものではなかった。今日では、医学のどの分野でも、遺伝子が登場するようになったが、医師養成の医学教育において遺伝学が系統的に教育されているかというとまだまだ不十分であることも指摘されている。その意味では、日本でも、ヒトゲノム計画の国家的支援を得ている現在、医療における遺伝子研究の応用が進められている一方で、米国のELSI問題への取り組みのような試みが進められることが期待されている。そのような取り組みがなされないならば、以下で論じるような遺伝子研究の医療での応用における倫理問題への関心が現場での医師・研究者に十分浸透しないままに推進されかねない不安がある。

　以下では、今日問題にされている、ヒトゲノム計画の成果が医療に応用されるに当たって倫理的に問題になっていることを、遺伝子診断と遺伝子治療について解説しておこう。

①遺伝子診断

　遺伝子診断が開発されたのは1970年代で、それまでは、家族の中の遺伝病

の発症の様子から家族の婚姻関係を頼りに遺伝病の因子の保持者を推測していくものであったが、遺伝子を直接に生化学的に分析することができるようになったのである。

　これらの技術は、特に新生児の遺伝病のスクリーニングに用いられるようになったが、それが出生前の胎児に用いる「出生前診断」の技術に結びついていった。これには、羊水せん刺や絨毛膜採取によって次第に妊娠早期に診断できるようになり、問題を投げかけた。すなわち、診断結果による中絶である。少子化の問題とも絡みパーフェクト・ベイビーへの願望は、障害の有無に親たちを敏感にさせたのである。ハンチントン舞踏病などの治療法がなく、発症が中年になって以降であるような病気の診断も可能となっていることも問題を複雑にしている。中絶という母体への負担の問題を避けるために、最近では、着床前診断といわれるものが考えられた。これは、体外受精により形成された受精卵が発生を開始し初期胚になり、子宮に移植する前に、その一部の細胞を分離し、その遺伝子を調べるものである。この技術では、母体への負担はたしかに軽減されるかもしれないが、優生学的な対応が一層安易になされるという問題が指摘されている。

　また遺伝子診断は職場の健康診断や保険加入の際の審査に用いられることが問題にされている。それらの結果により、現在は発症してはいなくても、また将来も発症する可能性が低い場合であっても、希望する職種につけなかったり、保険に入ることができなかったりすることは差別ではないかとの議論もなされている。

　さらに最近では、集団を対象とする遺伝子解析の研究のために、過去において採取され保存されていた血液などの検体を用いて遺伝子を調べ、データベースをつくっていることが明らかにされた。そのような研究に対しては、

個人のプライバシーの保護のために研究の指針がつくられている。

遺伝情報は、従来の医療情報とは異なり、その情報は個人情報に留まらず、家族や親類まで関係してくるので遺伝子診断や遺伝子検査等のデータは情報管理に慎重にならざるを得ない特徴がある。そして、研究で得られた重要な塩基配列情報が特許化されるということも国際的に問題となっている。研究資金の回収のため、民間会社の研究による利益確保のためなどの理由が挙げられているが、何よりも情報提供者の患者の利益が最大に尊重されなければならないこと、診断・治療の選択に制限が加えられることは避けなければならないなどの点から倫理問題としての議論もなされている。

②遺伝子治療

遺伝子治療はどうであろうか。それは、人間の疾病の治療を目的として、遺伝病ばかりではなく、エイズやがんの治療法としても計画されているが、人間の遺伝子の改変、細胞への導入によって、病的異常状態を改善していこうとするものである。ここでも、安全性と倫理性の議論があり、体細胞への遺伝子治療は倫理委員会の事前審査などの一定の手続きで認められることになっている。

遺伝子治療には人間の身体を構成する体細胞を対象とする体細胞遺伝子治療と、卵や精子などの生殖細胞系遺伝子治療に分けられて議論されてきた。遺伝子治療は1980年に先駆的な試みがあったが、1989年にアメリカでは国立衛生研究所（NIH）が承認したADA（アデノシンデアミナーゼ）欠損症という病気に対してなされて以降、2000年まで欧米を中心として、日本も含め3000人以上の患者に対してなされている。今のところは、体細胞遺伝子治療のみが実施されている。生殖細胞系遺伝子治療は、世代間倫理の点から、後の

世代への影響を回避するために外国でも日本でも認められていない。しかし、米国では、生殖細胞系遺伝子治療の実施を求める議論が世代間に及ぶ治療の効率などの点からなされている。

実は、体細胞遺伝子治療も集団遺伝学の観点から考えれば、影響はわずかであるとしても集団内の遺伝子頻度を変化させるのである。このような人間集団の遺伝子頻度という自然な状態への人為的な介入という問題は、遺伝子治療をめぐる根本的倫理問題である、人間個人の遺伝子組成への「不可侵性」などの問題とともに、きちんと議論しておかなければならない倫理問題であろう。

また、遺伝子治療の効果判定をめぐる問題もあった。患者への遺伝子治療とともに他の治療法が併用されることも多く治療効果への疑問もあった。しかし、最近では治療効果も認められるようになったが、安全性に対する問題が生じている。1999年に米国で遺伝子治療を受けた患者が4日後に死亡するという例があった。これは、細胞へ遺伝子を運び込むアデノウィルスベクターに対する非特異的免疫反応の過剰が起こったためとされているが、米国では遺伝子治療のあり方へ見直しも議論されている。

5) 人間にとっての遺伝子とは何か

最後にヒトゲノム計画によって、遺伝子が人間にどのような意味を持つものとされたかについてまとめておこう。

ヒトゲノム計画は、現代の生命科学が生命現象の物理・化学的解明によって生命現象のメカニズムを物理的過程（分子レベル、細胞レベルであれ）として明らかにしてきた到達点の一つであった。つまり、人間も物理的過程に基

づく現象であることを示しているのである。このような人間像は「機械論的人間像」と言っていいであろう。人間は分子でできた機械に過ぎないのである。

　そのことはさらに、人間も物理的に操作可能であるということを具体的に示している。遺伝子操作がDNAの塩基配列の組換えという分子レベルで可能であれば、遺伝子が解明されれば人間も操作可能なのである。これは現代の生命科学の特徴である要素還元主義の当然の成り行きである。

　このような機械論的、還元主義的な人間像は、「DNA還元主義」に基づく人間像に他ならない。すなわち、DNAによって人間は決定されている。またDNAの塩基配列を解明することによって、人間を理解できるとする考え方である。われわれはヒトゲノム計画の進展の中でこのような人間像を知らず知らずの内に受け入れてしまってはいないだろうか。

6）まとめ

　現在、ヒトゲノム計画の目標の一つであった全塩基配列の解明は終わり、完全な全塩基配列決定は目標とされた2003年までに成し遂げられた。これからは、塩基配列から有用な遺伝情報が解読され、病気のメカニズムが具体的に解明され、重要なタンパク質の構造も判明し、薬品の開発が飛躍的になされるとことが期待されている。また、人間を形成するに必要な遺伝子数は従来およそ10万個とされていたが、最近それより少ないのではないかと推測された（3～4万個という計算もある）。このような背景もあり、21世紀の医療はますます遺伝子を中心に展開されるかのように方向付けされているようである。しかし、その一方で、医療の多様化も進んでいる。それは、患者

中心の医療を求める中で、病気を単に肉体の出来事に納めてしまうのではなく、病気を生きる人間としての患者へのまなざしの重要性も強調されてきている。そのような医療状況の中で、今後遺伝子研究が医療のみならず科学後術一般への影響を拡大しようとしていることは、遺伝子研究が医療を越えて将来の人間社会のあり方に対して重要な影響力を及ぼす可能性を示唆している。生命科学の成果に基づく先端技術をめぐるバイオエシックスは、その意味では、医療を越えた、これからの人間社会にとっての文明論的な展望で語られなければならないことを迫られているといえよう。

参考文献
青野由利『遺伝子問題とはなにか　ヒトゲノム計画から人間を問い直す』（新曜社、2000年）
井上薫『遺伝子からのメッセージ』（丸善ライブラリー、1997年）
大林雅之『新しいバイオエシックスに向かって――生命・科学・倫理――』（北樹出版、1993年）
大林雅之『バイオエシックス教育のために』（メディカ出版、1999年）
高橋隆雄編『遺伝子の時代の倫理』（九州大学出版会、1999年）
米本昌平『バイオエシックス』（講談社現代新書、1985年）
12月第5土曜特集「21世紀に期待される医学・医療」『医学の歩み』195巻、13号、2000年

第II部
バイオエシックスの哲学

4 生命の技術化

1) はじめに

　20世紀前半までの科学の代表は、今日でも依然その基本的位置づけは不変ではあろうが、物理学であった。その成果は自然現象のメカニズムを明らかにしてきたことだが、その成果を応用してできた技術は、それまでの技術の場であった日常的な経験世界をはるかに超えて、広大な宇宙から、微細な物質の構成要素までの自然を対象とするものとなった。そこでの技術は、従来の「技術」とは別に、新たに「科学技術」として区別されるほど、強力で効率のよい、目的達成の手段ともなった。しかし、その技術を駆使する人間は、技術の対象としての自然に対しては、支配的な優位性を意識していた存在であることには変わりがなかった。

　しかしながら、20世紀の後半に発展した分子生物学を基礎とした生物学、それは今日、生命現象の統一的理解を進める、生物学、医学、農学などの総称としての生命科学とも呼ばれるが、基本的には物理・化学的アプローチを推し進めた。その成果は、遺伝子操作に至り、生命現象を操作する技術としてのバイオテクノロジーを成立させた。その対象は当初、大腸菌などの微生物であったが、今日では遺伝子治療の技術が開発されたことによって人間までも含めてしまうことになった[1]。それはいわば、生命現象を操作し、生命現象自体を手段とする「生命の技術化」を出現させたことを意味している。

　ここでは、その「生命の技術化」ということの特徴を明らかにしていきたい。そこで、まず考えておかねばならないことは、さて「技術とは何か」というこ

とであろう。しかし、古来「技術」についての考察は綿々と繰り広げられてきており、それをここで見直すつもりはない。その第一の理由は、すなわち、「生命の技術化」ということにおいて議論される「技術」が、これまでの人類の歴史の中で登場してこなかった種類の「技術」である可能性があるということである。たとえば、生命に関する「技術」について次のような指摘がある。

> 技術によって拡張される人間の可能性のなかには、従来の倫理観から見て善であるもの、悪であるものだけではなく、倫理的な問いそのものが存在しないために倫理的判断が存在しなかった領域がある[2]。

つまり、その「領域」こそが、生命に関する領域であり、「脳死」や「体外受精」を可能にする技術は、「従来の価値観から見て」、その是非の問いそのものが成立しない「技術」であったのである。この意味においても、「生命の技術化」をめぐる「技術」をこれまでの「技術」観で扱うことには注意しなければならない。

また一つの理由は、「技術」という概念そのものが、時代によって、また、それを成り立たせる社会によって異なることが指摘されているということからである。すなわち、

> 一つの時代、一つの社会を、技術を生む全体的な文脈と考えたとき、その文脈の中での技術を、他の文脈の中での技術を同じ論理、同じ意味付け、同じ機構を持つものとして捉える、ということを諦めることから、われわれは出発すべきではないのか[3]。

それゆえに、ここでは、「技術」を一応「目的を達成するための手段」として議論を進めていくが、「技術」の概念をめぐる考察よりも、まずわれわれが「生命の技術化」ということを今日的課題として考えるならば、現代の生命科学の成果によって生まれた、「生命の技術化」と目されるバイオテクノロジーと、また、それを踏まえた先端医療技術と呼ばれているものを見ることによって、「生命の技術化」とは何か、またその現代的な意味について考えていくことにしたい。

2)「生命の技術化」としての「バイオテクノロジー」と「先端医療技術」

①バイオテクノロジーの出現

1973年にボイヤーとコーエンによって組換えDNA技術（Recombinant DNA Technology）が開発された[4]。この「技術」によって大腸菌に人間のホルモンなどをつくらせることが可能になった。従来は、遺伝子を操作する方法としては、個体の交配によって、放射線によって、また、薬品等によって、突然変異を生じさせ、遺伝子の変化を推測したに過ぎない。それらは何より実験利用が主であった。しかし、組換えDNA技術は、直接に遺伝子（DNA断片）を組換えることができた。それは遺伝子の組換えといっても、自然の生物進化における遺伝子の変化や自然に起こる遺伝子組換えとは明らかに異なる。まさに、「自然状態では起こり得ない現象を人為的に起こすこと」を目的として、生命現象を直接（利用することではなく）操作することのできる技術なのであった。この組換えDNA技術を基幹的技術として「バイオテクノロジー（biotechnology）」といわれるさまざまな技術が新たに注目されだしたのである。

a) バイオテクノロジーとは何か

バイオテクノロジー[5]としてとりあげられるものについて簡単に説明しておこう。

(1) **組換え DNA 技術**：大腸菌などの微生物に、人間も含めた他の生物の遺伝子 (DNA 断片) を組み込み、有用な生産物質 (ホルモンなど) を生産させる。

(2) **細胞融合**：異なる生物の細胞をつなぎ合わせ (融合し)、新しい性質の組み合わせを持った細胞をつくる。

(3) **細胞培養**：従来も細胞培養技術はあったが、大量に細胞培養ができるようになり、希少であった細胞内生成物を多量に得る。

(4) **クローニング**：受精卵の分割、または核移植を行うことによって、全く同じ遺伝子を持つ生物 (クローン) をつくる。

(5) **バイオリアクター (生体反応炉)**：従来、無機触媒を使った化学的反応により生産していた物質を、反応過程に長時間機能を保持する酵素 (固定化酵素) を組み込むことにより効率よく生産する。

(6) **バイオマス (生体資源)**：大量の木材、動物の糞などを資源 (原料) として、アルコールやメタンガスなどの有用物質を生産する。

b) バイオテクノロジーの新しさ

さて、バイオテクノロジーと呼ばれるものは、従来の生物学の応用技術とどう違うのか。これまでの医学や農学は、生物学の応用としての技術を生み出したと考えられる。そこでは、つまり、生命現象を直接操作したのではなく、単に利用したに過ぎない。すなわち、ある「ひとまとまりの生命現象」、たとえば生物個体レベルの遺伝現象や生理現象をひとまとまりのかたちで利用してきたものである。具体的に言えば、植物の花の色を変えるのも、個体レベ

ルで生じる交配によって生まれた子孫を個体レベルで人為的に選択した結果であり、交配という現象そのものを操作したわけではない。しかし、バイオテクノロジーでは、花の色の色素の遺伝子を直接に組換え、新たな色素を生産させ、それを個体レベルではなく、細胞レベルで大量に得ることができる。このように、バイオテクノロジーは、「ひとまとまりの生命現象」を細分化して、その生命現象のメカニズムに操作的に介入し、目的を達成する。つまり、生物を「分子でできた機械」と見なし、機械の一部を改変するようにして操作するのである。現代の生命科学は、生命現象への物理・化学的アプローチの成功により、それを物理的過程としてとらえ、機械的に部分的に分け、部分的な現象をつなぎ合わせ、たとえば、異なる生物の遺伝子をつなぎ合わせ、異なる生物の細胞をつなぎ合わせるなどして、これまで自然には存在しなかった、新たな生命現象として構成し、それを手段とし新たな目的を達成してみせたのである。

②先端医療技術の出現

　先端医療技術ということで、日本において社会的に論じられることが多いのは、いまだに、脳死状態からの臓器移植の問題があり、また最近では遺伝子治療も話題になる。しかし、先端医療技術として最も強烈な印象を与えたものの一つが1978年の体外受精の成功であった。

a) 体外受精

　生殖技術としての体外受精は、卵と精子を女性の体外で、ガラス器の中において、人為的に受精させ、その受精卵を女性の子宮に移植し、妊娠を成立させる技術であるが、さまざまな応用例を可能にした。不妊の女性本人を対象とするばかりでなく、代理母、借り腹等の応用を出現させた。それは不妊の

「治療」技術にとどまることなく、女性の生殖機能を、本人の生殖目的とは別に操作することを可能としたのである[6]。しかし、その場合、たとえば、同じ借り腹ということでも、卵と精子の出所によっては、単に手段とは言い難くなる。あるケースを考えると、自分自身の遺伝学的つながりのある（血を分けた？）子供がほしいが、排卵がすでにない女性が、そこで、前夫との間にできた娘の卵と、現在の夫の精子を体外受精した受精卵を自分の子宮に移植し妊娠し、そして子供を産む場合には、その子と、同じ女性が現在の夫との間にできたと仮定した子供との遺伝的関係は、遺伝子の75パーセントが共通する可能性があるという関係である。この場合は、全くの借り腹、要するに、借り腹となる女性とは全く生物学的に他人の卵と精子を使用して生まれる子の場合とは異なる。つまり、前者の場合は体外受精は全くの「手段」ではなく、自己の生物学的生殖の延長（部分的に変形な生殖行動）と考えることができるかもしれない。つまり、その目的（自分自身とできる限り生物学的・遺伝学的関係を持つ）のための、手段でもあるが、本来の生殖行動の変形とも考えられる。明らかに、この場合は月経閉鎖期後の女性に対する「不妊」治療ではない。それに対し、後者は、自分の子宮を含め体外受精技術全てが第三者の子を生むための単なる手段と考えられる。体外受精は、治療という目的のための手段に留まることなく、さまざまな意味づけが可能になる「技術」である[7]。

b) 遺伝子治療

体外受精の他に、遺伝子治療はどうであろうか。それは、人間の疾病の治療を目的として、遺伝病ばかりではなく、エイズやがんの治療法としても計画されているが、人間の遺伝子の改変、細胞への導入によって、病的異常状態を改善していこうとするものである。ここでも、安全性と倫理性の議論があり、

体細胞への遺伝子治療は一定の手続きで認められることになっているが、生殖細胞系では倫理的に認めらないとされている[8]。しかし、遺伝子を細胞内に導入するという方法そのものを考えてみると、体外受精技術の内の一つである「顕微受精（これにもいくつかの方法に分類できるが、ここでは、特にわかりやすくいえば、精子DNA導入法というものを考える）」はまさに卵という生殖細胞に対する精子のDNAの導入であり、遺伝子治療と同じく、DNAの導入が行われるが、手段としての意味づけは全く異なっている。ここでも、目的と手段の関係がどのように設定されるかによって手段の意味づけが異なってくるといえる。「不妊治療のための遺伝子治療」ととるか、「不妊治療のための体外受精」ととるかによって同じような「手段」が異なる意味づけになり、またその倫理的可否も異なってきてしまう。つまり、「卵＝生殖細胞」への「DNA導入＝遺伝子治療」は許されないということにもなる。

また、遺伝子治療については、後の世代に対し影響を与えない（世代間倫理として）ために、体細胞遺伝子治療は許されるが、生殖細胞系遺伝子治療は認められないというように、現在は操作対象を限定しているが、体細胞遺伝子治療も集団遺伝学の観点から考えれば、影響はわずかであるとしても集団内の遺伝子頻度を変化させる[9]。つまり、この「技術」は、個々人の目的達成の手段ともなるが、生物集団全体に影響する技術であり、また「手段」とできるならば、集団としての「目的」設定も必要となる。しかし、直接には個人を対象とする技術において、集団としての目的設定をすることができるのであろうか。

(c) 臓器移植と脳死状態

また、臓器移植は、それ自体はサイクロスポリンという免疫抑制剤の開発によって技術として有効性が増したが、その前提となる脳死状態を可能にし

た技術の意味づけは、脳死状態をどのように考えるかによって異なってくる。たとえば、脳死状態を「生きている」（この場合は臓器移植はできない）とすると、「脳死状態を維持する医療技術」そのものは「延命（治療）技術」と意味づけることになろうが、脳死状態を「死んでいる」とすれば、その技術は、臓器提供のための遺体（臓器）保存を目的とした技術（手段）と見なされよう。ここでも、技術としての意味づけは、目的の設定の仕方によって著しく異なってきてしまうことになる。

こうしてみると、生命現象を操作するといっても、その対象となるもの、そこでの目的の設定によって、手段としての技術の意味づけが異なってきてしまうことになる。つまり、目的と手段が一体化してしまっていて、目的とは離れて、手段としての価値中立的な意味づけは困難である。別の言い方をすれば、「先端医療技術」（特に命名においては明らかに目的を前提にしており）は、目的と手段を合わせて考えられている。

3）「生命の技術化」の意味

これまで「バイオテクノロジー」また「先端医療技術」の例として、特に、遺伝子操作と体外受精を見てきたが、ここでは、それらに見られた「生命の技術化」の特徴というものを明らかにしていきたい。

① 「技術化」を可能にしたもの

a）還元主義による操作可能性

現代の生命科学が、生命現象の物理・化学的アプローチによって、生命現象のメカニズムを、物理的過程（分子レベル、細胞レベルであれ）として明らか

にし、それゆえに、物理的に操作可能にしたことが挙げられる。遺伝子操作がDNAの塩基配列の組換えという分子レベルで、また、体外受精は、卵、精子、胚という細胞レベルでの操作を可能にしたのである。これは還元主義の当然の成り行きである[10]。

また、このような還元主義、機械論的な操作可能の究極的な姿は「DNA還元主義」に基づく生命操作である。すなわち、DNAによって生命現象は決定されていると考えるのである。またDNAの塩基配列を解明することによって、生命現象すべてが理解でき、操作できるとする考え方である[11]。

b) 目的の正当化、創生、多様化

「生命の技術化」ということは、これまでに人類が考えることのなかった「技術」である可能性については前に述べたが、そのことは、技術としての目的を、新たに生物学的に実現可能となったことが創出していくということにも関わる。操作できる（物質としてとらえることができた）ことを「やってもよい」とできる目的としてつくりだすことができるということである。

物理的過程の操作可能性は、生命現象の神秘性、不可知性からくる生命の不可侵性を一掃してしまい、生命現象に対し操作可能となることを明確な目的として設定できることになる。特に、そのことは生殖技術においては顕著である。そこでは、目的が操作可能性によって正当化されることになる。こうして、操作可能性は、目的を正当化し、目的を次から次へと創生する。目的が多様化するということでもある。

c) 生命現象解明による倫理的バリアの動揺

前述したように、操作可能であることが、新たな目的を生み出したのであ

るが同時に、従来人間にとって不可能なことは「やってはならない」という倫理的な要請もあったが、それを大きく揺るがすことになった。すなわち

> 従来の倫理が、どれほど「技術的に不可能」という限界に依存していたかということがさらけ出されるだろう。つまり、「技術的に不可能」という理由で存在を拒否されたものが、本来倫理的に「許されないもの」であるかどうかが、不可能が可能に転換する度ごとに問われなくてはならなくなる[12]。

しかし、また「わからない」から「やってもよい」ということもあった。つまり、生命現象解明の限界があるから、そこへ至る間は「やってもよい」という考え方である。人間が生命現象については、一方で科学的解明への努力を続けてきたが、一方では生命現象に対し物理現象とは異なる捉え方をしてきた。目的論や全体論である。その枠組みの中では、操作の限界が意識されることによって、「機械論的、還元主義的」生命現象の解明、そして操作が許されてきたともいえる。

要するに、生命現象解明の可能性によって倫理的なバリアが左右されてしまう。それはまた、生命の絶対的不可侵性が生物学の発展によって崩れてしまうということでもある。

②「生命の技術化」における「技術」の意味
a) 目的と手段の一体化

生命現象の技術化においては、技術の「目的」自体が多様化して、技術の手段としての意味づけが異なり、目的設定により変化し、目的とは別に「手段」としての価値中立的な意味づけをしようとするのは困難である。

こうしてみてくると、「生命の技術化」にともなって、そこでの「技術」は「目的を達成するための手段」という意味では、「目的」と「手段」が別々に存在するのではなく、両者が一体化してしまう。つまり、「生命」という、そもそもが価値依存的な概念を前提とする技術には、「手段」としての、独立した、価値中立的な意味づけはできにくいということである。要するに、「技術」は使用時の「目的」によって倫理的な価値が決定されるとする、「両刃の剣」としての技術観は不可能である。このことより「生命の技術化」には根本的な矛盾が潜んでいるように思われる。このことは、「生命の技術化」が人間に及ぶとより明確になるのではないか。そのことを次に論じていく。

4)「人間の技術化」の時代へ

「生命の技術化」においては人間そのものが対象になることはすでに述べたとおりである。つまり、当然の成り行きとして「人間の技術化」が問題にならざるを得ない。そこで、人間の技術化が進行すると、どのようなことが起こるのであろうか。

①目的達成確認の不可能性

まず、人間個人個人にあったと思われていた価値選択の自由性が実は制限されることになるのではないか。つまり、人間自体が直接操作される対象であると同時に、目的実現の場（対象）でもある。そこで、人間が操作の対象とされてしまうと、目的達成の確認ができなくなる。他人によって確認される可能性はあるが、本人自体が変化してしまうのであるから、本人には変化前後の「相違」を確認することが原理的に困難である。特に、精神的変容をとも

なう場合は明白であるが、人間に対する遺伝子治療の場面も議論される。すなわち、生物学的には個人の生まれながらのアイデンティティーの根拠の一つとしてのDNAの塩基配列を変更するのであるから、生物学的には、極端な言い方かもしれないが、「別の人間」になることであり、それゆえに、外見上から、治療対象本人の「アイデンティティー」を認め得るのは他人であり、遺伝子治療における結果の評価は他人によりなされるのみである。データは他人が判断するためにしか厳密には意味を持たない。

②人間の特異性の喪失

次に、生命の技術化は、その基礎としての生物学に内在する生命観を顕在化させることによって、人間という価値的存在の根底を動揺させることになった。分子生物学的人間像は、価値的存在としての人間の特異性を消滅させた[13]。人間と他の生物における生命現象の均一性が、還元主義によって明らかにされ、人間の特異性が意味をなくしたということである。人間は、人間という存在の新たな価値を創出あるいは選択、またあるいは放棄せざるを得なくなった。このことは、「人間の技術化」における「技術」の意味を変質させた。つまり、手段としての技術による、人間のもつ特異な価値としての目的の実現は意味をなくすことになる。「人間の技術化」においては、その「技術」は、「目的」を改めて問い直すのである。このように「目的」自体を問い直す技術とは、もはや目的実現の手段としての技術ではないということである。

③生物学の操作的性質

さらに、「生命の技術化」は、生物学の持つ本性を顕在化した。すなわち、生物学がもともと生命現象という認識する人間における目的論的生命観を

不可避的に内在すると考えられる現象[14]を記述することによって生物の世界を再構成し、生命現象をコントロールするための手段であったということである[15]。その生物の世界の再構成に、それまでその頂点に超越的に位置づけられていた人間自身をも再構成の、コントロールの対象にしようとした「人間の技術化」に至り、人間自身が足元をすくわれ、パニックに陥っているという構図が現況なのである。

それでは、そのような「生命の技術化」の当然の成り行きである「人間の技術化」の行き着く先は何処であろうか。そこには、サイボーグのような、人工の分子機械と肉体の一部が合体した究極の存在があるかもしれない。残る聖域は、人間の自由意志や意識といった精神現象だけであろうか。いや、脳さえも、バーチャル・リアリティーのように、コンピュータ制御を、直接ではないにせよ脳が受け、仮想現実における意識を自在に創出、消滅させることができるようになるかもしれない。そこでは人間はもはや、自由意志を前提とした、目的を持った個人の人間としては存在せず、「誰か」がつくったプログラムの中で生きていくことになろう。「生命の技術化」は、従来の人間の外界として対象化された「自然」の技術化の時代における人間の優位性に対して挑戦し、「目的」の設定という場面において、「手段」としての「技術」の意味を喪失させてしまうのである。

5）まとめ──「人間の技術化」に抗して

これまで、「生命の技術化」をめぐって、その具体的な例や特徴を論じてきた。そして、そこでの最も深刻な問題は、「人間の技術化」において明確になってきた。最後に、まとめとして、そのような「人間の技術化」における問題に

われわれがいかに対処していくかについて述べておこう。

　「人間の技術化」の問題は、それではどのように解決されるのか。その第一の方法は、まず現代の科学に内在している価値、特にその価値によって成り立つ人間観の析出を試みることである。現代科学によってもたらされる人間観を具体的な科学の知識の中で明らかにしていくことである。それを析出して後にする第二のことは、新たな人間観の創出による知識探究の方法をつくりだすことである。しかし、現実問題としては、現代の人間の生活・文化を瞬時に改変することはもとより不可能である。われわれがなすべきことは、どのような生活を望み、そこにどのような価値をおいて、科学技術を改変していくかということである。現代の科学技術に対する人間の優位性を確保しながら、現代科学がもたらした人間観を超えて、科学と技術の新たな「人間化」を少しずつでも図っていくことである。現代は、まさに、そのような生き方をわれわれに求める転換期なのである。

注
1) 分子生物学の発展から遺伝子操作へ至る歴史上の経緯については次のもので論じている。
　　大林雅之『新しいバイオエシックスに向かって』(北樹出版、1993年)、第1章および第2章
2) 加藤尚武「自然哲学と現代」、芦津丈夫・木村敏・大橋良介編『文化における〈自然〉――哲学と科学のあいだ――』(人文書院、1996年)、75頁
3) 村上陽一郎『技術とは何か――科学と人間の視点から――』(日本放送出版協会、1986年)、19頁
4) S.N.Cohen, A.C.Y.Chang, H.W.Boyer & R.B.Helling, "Construction of biologically functional bacterial plasmids in vitro," *Proc. Natl. Acad. Sci.*, Vol/70, pp.3240-3244, 1973.
5) "biotechnology" は「生命工学」あるいは「生物工学」と訳されることもあるが、一般的には「バイオテクノロジー」と表記されることが多い。ここでもそれに従うことにする。

4 生命の技術化

6) 生殖技術の役割（どういうことを可能にする技術なのか）については次のもので論じられている。
   浅井美智子・柘植あづみ編『つくられる生殖神話──生殖技術・家族・生命──』（サイエンスハウス、1995 年）、pp.5-12。ここで、生殖技術は次のように分類されている。
   ①生まない（生ませない）技術
   ②不妊の状態の人たちが生む（生ませる）ための技術
   ③生命の質を選別する技術
7) このような少しでも遺伝学的な関係が強い子供を持とうとすることは「反自然的」といえるだろうか。これを理由に倫理的に問題があるといちがいにはいえないであろう。生殖技術を「反自然」ないし「人工的」ということで倫理的に誤りであるとすることへの反論を述べたものとしては、
   Ruth Macklin, "Reprudctive technologies in developing countries," *Bioethics*, 9(3/4), pp.277-282, 1995.
8) Council for responsible genetics, "Position paper on human germline manipulation presented by council for responsible genetics, human genetics committee Fall, 1992," *Human Gene Therapy*, 4(1), pp.35-37,1993.
9) 大林、前掲書、130〜132 頁
10) たとえば、
   「あるべき自然」が同時に「存在する自然」でもあるような自然主義の可能性がなくなったということが、現代的な知性が人類にもたらした運命であるようだ。全自然世界の質料的等質性の確立している文化の中には、技術化に抵抗する聖域という限界が成立しない。全ての生命領域が技術的操作の可能的対象となる。（加藤、前掲書、77 頁）
11) たとえば、
   それはともかく、生命とは、遺伝子工学のとって操作する対象である。しかも、生命の本質を DNA と考えるドーキンスがいったように（中略）人間もまた、その細胞なり、体なりが DNA のはたらきを具体化する装置であり、工場であるということを意味するのである。したがって、DNA の資質を高めるために、遺伝子工学的な、つまりは優生学的な干渉は積極的に支持される。（中川米造『学問の生命』（佼成出版社、1991 年）、208〜209 頁）
12) 加藤、前掲書、77 頁
13) J. モノ（渡辺格・村上光彦訳）『偶然と必然』（みすず書房、1970 年）
14) 大林、前掲書、第 4 章、第 5 章、第 6 章
15) Alexander Rosenberg, *Instrumental Biology or the Disunity of Science*(The University of Chicago Press, 1994)

5 バイオエシックスが「医学の哲学」を変えた

1) はじめに

　医療が大きく変化している。いわゆる生物医学（Biomedicine）の発展による先端医療技術を社会がどのように受容するかについての、この30年ほどの間の議論によって医療に対する見方は大きく変容せざるを得なかった。特に、そのような先端医療技術に対する社会的な対応についての議論は、バイオエシックスという一大研究分野を形成することになった。

　本章では、そのような医療の変容における、バイオエシックスの登場が、医学とは何かを問う「医学の哲学」にどのような影響を与えたかを概観する。特に小論では以下のことを試みる。

　まず、「医学の哲学」（Philosophy of Medicine）の議論とはどのようなものと考えられ、それにバイオエシックスがどのような影響を与えたか見ておく。特に、「医学の哲学」の議論の中枢である「病気」（disease）の概念をめぐる最近の議論を紹介し、「病気」の概念がバイオエシックスの登場によってどのように語られるに至ったかを示す。

　次に、科学哲学とバイオエシックスをめぐる議論を見ることによって、科学哲学のここ30年ほどの展開が、「医学の哲学」へも影響を与え、「医学の哲

学」がバイオエシックスの問題に関わり、「医療の哲学」へ向かう様子の一端を明らかにする。

そして最後に、上記の議論を踏まえて、「医学の哲学」は、バイオエシックスの登場により「医療の哲学」としてどのように再生するかについて論じる。

2) バイオエシックスの登場と「医学の哲学」の変容

まず、「医学の哲学」とはどのようなものと考えられるか見ておこう。ここで問題にする「医学の哲学」は普通英語では、"Philosophy of Medicine" と表記され、直訳すれば「医学哲学」ないし「医学の哲学」といってもよいが、この語をめぐる議論は、次のようにも分類されて考えられている。

エンゲルハルトとワイルズによれば、「医学の哲学」は次の四つに分類される[1]。すなわち、

① The philosophy of medicine as speculative medicine：「思弁推測的医学の哲学」で、基礎的、基本的な哲学的原理を置いて「病気」などについて考察するものである。

② The philosophy of medicine as the logic of medicine：「医学の論理学」としての「医学の哲学」で、医学における科学的推論、診断の方法、医学研究において正しいと判断される方法を探求するものである。

③ The philosophy of medicine as the philosophy of the science of medicine：「科学としての医学の哲学」とする「医学の哲学」で、医学・医療の理論（知識体系）における健康・病気概念の位置づけをめざすものである。

④ The philosophy of medicine as the collection of philosophical interests in medicine：「医学における哲学的関心の集積」としての「医学の哲学」で、これが新しい「医学の哲学」の特徴を示していると考えられるものである。

こうしてエンゲルハルトとワイルズは、さらに次のように第4の医学の哲学の特徴を指摘している。

> 医療において、世代間の正義に関する特別な問題が目立つようになり、人間の生物学的な生活と人間の人格的な生活の相違が指摘され、喪失についての回復できない性質に直面して、そして、苦痛の緩和に対する要求と死の延長への要求との間の比較をせざるを得なくなってきた。無益の定義、正常と異常の定義、そして死の始まりの定義が、医学の範囲外から問われてきたけれど、そのような定義は医学の文脈に特別な哲学的役割と性格を必要とする。概念的な問題のこの特殊な連鎖が存在するということの認識は、「医学の哲学」という用語を採用するに示されている。この用語の使用は（1987年に設立された）ヨーロッパ医学と医療の哲学学会（the European Society for the Philosophy of Medicine and Health Care）によって採用された用語に関係している。それは、一群の哲学的関心と研究の中にバイオエシックスを引き入れているのである。思弁推測的な医学としての、医学の論理学としての、そして、科学としての医学の哲学としての、医学の哲学はすべて、医学が主に人間の生命に向けられた、知的で倫理的な関心の主要な領域の一つを構成し、継続的な概念分析と哲学的関心に値するということを承認することから始まるのである[2]。

上記における第4の「医学の哲学」の意味こそ、現代の「医学の哲学」として考える特徴が指摘されたが、また医学の発展が哲学・倫理学に新たな刺激を与え、その結果として、新しい「医学の哲学」が生まれたとの指摘もある。それゆえに、「医学の哲学」は「医療の哲学」と呼ばれるにふさわしいものと考えることがここでの最終目標となる。

このような「医学の哲学」の変質については、スティーブン・トゥールミンの有名な論文「いかに医学が倫理学の命を救ったか」[3]において次のように指摘されている。

> 未来がどのようなものになったとしても、しかしながら、最近20年間の医学と法律や他の専門分野との関わりは哲学的倫理学の方法と内容に劇的で逆行できない影響を与えた。特殊な事例によって提起された困難な問題を倫理学的な議論に導入することによって、それらの問題は、実践理性に関するアリストテレス主義者の問題に再び哲学者を向かわせた。その問題とは、長い間脇に追いやられていたものであったのだが。この意味において、われわれは真に次のようにいわねばならない。すなわち、最近20年の間に、医学は「倫理学の命を救った」のであり、少なくとも大戦間の著作においては、善のために失われていたと思われる重大さと人間の問題との関連性を倫理学に取り戻したということである[4]。

以上のように、医学をめぐる哲学的考察には、著しい変化がもたらされたことが示唆されている。次に、その変化を具体的な議論によって見ていくことにしよう。

3)「病気」概念に対するバイオエシックスの影響

ここでは、新しい「医学の哲学」の登場を、「医学の哲学」の核心である「病気」の概念をめぐる議論を手がかりとして見ておこう。

そもそも「医学の哲学」の議論の核心は、「病気」とは何かを論じるところにあるといえよう。つまり、「病気」ということの意味を論ぜず、「医学の哲学」を語ることは、病気を「治す」ことを目標とする医学を論じることではなく、単に、医学を人体を対象とする生物学と考えることになってしまうからである。

それでは、現代医学において「病気」とはどのように考えられているのであろうか。現代医学の「病気」概念として代表的なものに、ブールズの「病気」概念が挙げられる。すなわち、病気を種に典型的な機能の、種に異常な減退 (a species atypical diminishment of species-typical function) として、その種に典型的な機能は個体維持と生殖 (survival and reproduction) に結びつけて考えられ、最終的には進化生物学 (evolutionary biology) に関連させて理解しようとするものである[5]。

このような「病気」概念は、現代の生物医学における、事実と価値の分離を前提とした、科学主義的「病気」概念として議論されてきた。それは、「客観的」かつ「科学的」な「病気」概念として理解されやすかったし、また実験医学における病理的異常状態の記述にとっては扱いやすいという側面はあったことは確かであろう。

そのような「病気」概念に対して、新しい「病気」概念として、「病気の弱い規範的概念 (a weak normative concept of disease)」というものが議論されてきたとクーシュフが論じている[6]。これに注目してみよう。つまり、クーシュフ

は、次のようにいっている。

> 病気は、患者の生活世界の経験される混沌と、基礎科学者によって原因として説明される病理解剖学的および病理生理学的要因とを結びつける説明の枠組みとして理解されることが必要なのである[7]。

こうして、クーシュフは、ブールズの「病気」概念と、「病気の弱い規範的概念」を対比させて論じ、バイオエシックスが「医学の哲学」を変えていったことをさらに以下のように述べている。

> しかしながら、弱い規範的な病気概念によって、価値が医療のリアリティーを構成することそのものに役割を持つのである。現代医学におけるブールズ主義者の病気概念を問題にすることによって、メディカル・ヒューマニティーズと科学の間の、より特異的には、バイオエシックス、医学の哲学、そして、医科学の領域の間の見直しへの道が開かれるのである。医学の哲学は、医科学に対する考察、暗黙の価値の要求を明らかにすること、そして、それゆえに医療のリアリティーを構成することにおけるバイオエシックスの役割を用意することを含んでいるのである。従来の分野間の構図に外的に関係させられてきた分野は今相互に本質的な関係を持つようになってきたのである[8]。

そして、

> 医療上の判断における価値的次元がより明確になり、バイオエシックスとメ

ディカル・ヒューマニティーズが医療の理論と実践の構成にますます組み込まれてくるにつれ、科学者と臨床家は、病気概念が患者の見失われた生活世界に関連する臨床上の徴候と医科学研究者の理論的領域に関連して持っている説明的役割に、より一致するその概念を持つようにならざるを得ないのである。同様に、そのような病気概念は、いかに医療の理論が治療に奉仕する面だけでなく、医療のケアの次元においても定式化されるかについて明確に考察することを今後求めてくるであろう[9]。

というわけである。従来のブールズ流の「科学的」な「病気」概念において、欠けていた視点、すなわち、病気である病者の生活世界への視点・まなざしの復活についての強調である。これはそのまま、患者中心、患者主体の医療をめざす、強調するバイオエシックスの視点でもある。このような「病気」概念への批判は、実に、現代医学への批判の歴史とともに見られたことでもある。すなわち、ミッシェル・フーコーに始まり、現在のエンゲルハルト、アギッチ、レネック、ノルデンフェルトへと続く議論に反映されている。こうしてみていくと、医学を、人間生物学とも呼べる生物医学（Bio-medicine）としての科学とみて、その哲学的考察を科学哲学の課題としてきたことについても考えておかなければならない。そこで、次に、科学哲学とバイオエシックスの関係も見ておこう。

4) 科学哲学とバイオエシックス

　上記のような、バイオエシックスの「医学の哲学」に対する影響は、また従来の「科学哲学」の影響を受けていた、前述の「医学の哲学」の分類における

2番目と3番目のものに対する「クーン以後の科学哲学」からの影響もあろう。

　ここでは、科学哲学とバイオエシックスの関係を特集した *Journal of Medicine and Philosophy* を参考に、バイオエシックスからの「医学の哲学」への影響を見ておく。その特集では、次のような論点が議論されていた[10]。

　「医学の哲学」の議論においては、いわゆる医学的事実が、これらの概念的かつ規範的拘束によっていかに形成され、またそうであれば、いかにしてこのような事態が起こるかについても問題にしている。これらは、現代の科学哲学がここ数十年の間議論してきたことである。少なくとも、クーンの1962年版の『科学哲学の構造』における「パラダイム」概念の導入以来、科学哲学は、科学を実践する上での世界観、共同体の思想、概念の枠組み、そして形而上学的な信念の役割の問題に取り組んできたのである。これらの議論の多くは物理学と化学に焦点をあててきたが、その問題点は生物科学や医科学に関してまさに当てはまるように思える。

　臨床医は医学専門家の意見の一致に信頼を置き、また意見の一致が医師たちに最も起こりそうな医学的事実を明確にさせるならば、彼らは、主張される事実の言明に不可避的に付随する世界観の一致、概念的そして形而上学的拘束の一致を受け入れるのである。

　たとえば、共約不可能性（incommensurability）の概念に焦点をあてた論文では、「異なるパラダイムや世界観は、世界の観察のための異なる言語構造や概念装置を用意し、それゆえに、異なる世界観相互にコミュニケーションを持つことは不可能である」と論じている。そこでは、それほど強固ではない概念としての「局所的（local）ないし部分的（partial）共約不可能性」について考察され、医科学が臨床的判断に移行する4段階に区別して、すなわち、科学それ自身の実行の段階、臨床医による科学的知見の使用の段階、この情報の患

者への伝達の段階、そして患者のための治療法の選択の段階における、局所的共約不可能性は、概念的そして規範的拘束が各段階で組み込まれており、もし科学者や臨床医、患者が異なる世界観に立っているならば、彼らは彼らの世界観が互いに共約不可能である程度に従って医学の命題を異なって理解するであろうことを含意していると論じている。また別の論文では、臨床医と患者を彼らの価値の基礎で結びつけることによって共約不可能性を低く評価する提案に懐疑的として、対話と同意の使用によって客観性を回復しようとする議論を展開している。

また、科学知識の客観性に関する認識論的問題に関して議論している論文では、もし専門家が、その専門職に必要とされる目的や利益を理解していたならば、彼らは自分たちに衝撃的な世界観も受け入れ、まさに冷静でいられるのであるとしている。その結果、医療は世界観化されるが、それは特定の適切な世界観によって形成された医療なのである。この対応は、自らの職業の徳行について適切な理解を持った臨床医がさまざまな患者の世界観から独立して働き得るということを含意していると論じている。

臨床行為の価値依存性について議論している他の論文では、医学的データを処理し、臨床的な忠告を形成するレベルでの価値判断の、医学の臨床的行為における必要性に焦点をあて、患者が最終的な判断をなし得るために臨床医が患者に「適切な事実」を提示するというモデルに対して議論し、臨床的判断の避けられない価値依存性に焦点をあてながら規範的内容を持ち、それを患者へ伝達することの臨床医の責任の正当性を受け入れ、しかし、この規範的内容というものは本質的にパターナリスティックであると主張している。

以上のような議論が、現代の科学哲学における議論を背景にして、「医学の哲学」を新しい地平に、向かわしめていることが示されている。

この特集号の編集者であったヴィーチは、以下のように論じている。

> 著者たちは、医科学の実行やそれに基づく医学の実践を形成することにおける世界観やパラダイムの必要性を何らかの方法で認識することの基本的な重要性をこぞって認めている[11]。

そして、

> 著者たちは、医療者の規範の選択を形成し、一致させ、そして調整させることにおける　素人の役割を回復させるための戦略には違いを持っているが、医学が、現代の科学哲学によって提起された挑戦的議論に取り組まねばならないことには同意している[12]。

以上のような、「医学の哲学」に対するバイオエシックスの影響を見ていくと、医学・医療に対する哲学の役割、哲学的視点の意味が大きく変わらざるを得ないことが理解できる。

5) 医学・医療における「哲学」の役割・意味・仕事

前述のバイオエシックスの「医学の哲学」に対する影響によって、「医学の哲学」が変わった点をまとめると以下のように示すことができよう。

(1) ここ30年間ほどの医学・医療状況の変化がバイオエシックスの議論を生み、それが医学・医療についての哲学的および倫理学的考察を多様化させ

た。
(2)「病気」概念の議論におけるバイオエシックスの影響は、科学的「病気」概念によって見失われた患者の生活世界の視点を「病気」概念に取り戻した。
(3) 科学哲学におけるパラダイムをめぐる議論が、医学の知識とその実践の意味を考察することにおいて、医学研究者と医師の視点のみではなく、患者の視点も考慮することを求め、バイオエシックスと「医学の哲学」の議論を融合させた。

こうしてみていくと、「医学の哲学」というものが、「医療」というより広い場、つまり、「医学」が唯一、そこでリアリティーを持つ「医療」の場で考えられて初めて意味があることになる。すなわち、「医学の哲学」は今や次のような状況認識において理解されるべきものなのである。

もちろん、それゆえに、すべての人間の持つ社会的習慣は普遍的な合理的正当化を得なければならないということはもはや望めない。哲学的分析は知的冒険の一形態である。人間は、予想できなかったさまざまな観点に到達したかもしれないのである[13]。

ここでの「社会的習慣」とはもちろん「医療」も含んでいるのである。

6) 結　論

以上のような議論から、小論における一応の結論を以下のように示すことができよう。

「医学の哲学」は従来から議論されていたが、1960年代から起こったバイオエシックスの議論が、従来の「医学の哲学」を、患者(「非専門家」)の役割を考慮することにより、医療のリアリティーに迫るものに変えた。

医療者と患者により成立する「医療」についての哲学こそ、「医学の哲学」すなわち「医療の哲学」なのである[14]。

注
1) H. Tristram Engelhardt, Jr. and Kevin Wm. Wildes, "Philosophy of Medicine." In Warren Reich, ed., *Encyclopedia of Bioethics*, Revised edition(Macmillan, 1995)
2) *Ibid.*, p.1683.
3) Stephen Toulmin, "How Medicine Saved the Life of Ethics," *Perspectives in Biology and Medicine*, 25(4), pp.736-750, Summer 1973.
4) *Ibid.*, p.749.
5) Christopher Boorse, "Health as aTheoretical Concept," *Philosophy of Science*, 44, pp. 542-573, 1977.
6) George Khushf, "Why Bioethics Needs the Philosophy of Medicine: Some Implications of Reflection on Concepts of Health and Disease," *Theoretical Medicine*, 18, pp.145-163, 1997.
7) *Ibid.*, p.157.
8) *Ibid.*, p.158.
9) *Ibid.*, p.158.
10) 論点をまとめるには、次の論文に負っている。Robert M. Veatch, "Bioethics and Philosophy of Science," *The Journal of Medicine and Philosophy*, 20, pp.227-231,1995.
11) Ibid.,p.231.
12) Ibid.,p.231.
13) H. Tristram Engelhardt, Jr., The Emergency of a Secular Bioethics. In his *The Foundations of Bioethics* (New York: Oxford U. P., 1986)
14) 小論をまとめるにあたり引用した文献の他に次の文献を参考にした。
Tom L. Beauchamp and LeRoy Walters, *Contemporary Issues in Bioethics,* Third edition (Belmont, California: Wadsworth Publishing Company, 1989)
中川米造(編)『講座　人間と医療を考える　第1巻　哲学と医療』(弘文堂、1992年)

S. スピッカー・T. エンゲルハート（編）『新しい医療観を求めて』（時空出版、1992年）
スチュアート・スピッカー『医学哲学への招待』（時空出版、1995年）
K. Danner Clouser, Bioethics. In Warren Reich, ed., *Encyclopedia of Bioethics*, Revised edition(Macmillan, 1995)
森岡正博「生命と優生思想」、竹田純郎・横山輝雄・森秀樹（編）『生命論への視座』（大明堂、1998年）
品川哲彦「哲学や倫理学の研究者は生命倫理学において何をなすべきか」、加藤尚武・加茂直樹（編）『生命倫理学を学ぶ人のために』（世界思想社、1998年）

6　ヒトゲノムの全塩基配列決定は還元主義か

1) はじめに

　ヒトゲノム計画 (The Human Genome Project) は、ヒトゲノムの全塩基配列決定と遺伝子地図の作製を主要な目的として現在進められている国際的な科学研究計画である[1]。そして、ヒトゲノム計画は現代の生物学における生命現象への物理・化学的アプローチの一つの到達点として見なされている[2]。このように、ヒトゲノム計画は、現代の科学を特徴づける一大イベントである。しかしながら、ヒトゲノム計画については、社会的・倫理的問題のみならず、科学的な意義をめぐる問題も指摘されている[3]。たとえば、その一つが、ヒトゲノムの全塩基配列決定によって生命現象を塩基配列に還元できるかという問題である[4]。

　本章では、ヒトゲノムの全塩基配列決定の方法論に対する批判的議論を検討し、ヒトゲノムの全塩基配列決定と還元主義の関係を明らかにしたい。

2) 塩基配列決定技術の発展とヒトゲノム計画の起源

　ヒトゲノムの全塩基配列決定に対する批判的議論を検討する前に、ここではまず、DNA の塩基配列決定技術の発展について見ておこう。

①塩基配列決定技術の発展

　1960年代においては、「配列（sequence）」という言葉は、主にタンパク質のアミノ酸の配列を意味していた[5]。当時は、遺伝子の生産物であるタンパク質が持つアミノ酸配列から、その遺伝子の塩基配列を推測しており、アミノ酸の配列順序は遺伝子研究には重要な意味を持っていた。1960年代においては、われわれは遺伝子のDNAの塩基配列を直接に物理・化学的に明らかにする方法を持ってはいなかったのである。

　しかしながら、1970年代になると、2種類の生物学的技術が開発された。その一つはDNA組換え技術である。それは、DNA鎖の一部を他のDNA断片と組換えたり、DNA鎖にDNA断片を組み込んだりできる技術であったが、その応用であるクローニングによって、同じDNA断片をたくさんつくることができた。もう一つは、DNAの塩基配列を決定する技術である。これにはさらに二つの方法が見いだされた。その一つは、1977年に提出されたマクサム・ギルバート法である[6]。他の一つは、1978年にϕX174の全塩基配列を決定するためにサンガーによって用いられたジデオキシ法である[7]。これらの方法は、「DNAは化学的な手続きで塩基配列が決定され得る」[8]ということを示したのであった。この「化学的手続き（a chemical procedure）」という語句が、生物学にとっては決定的な意味を持っていた。当時まで、遺伝子のDNAの塩基配列決定のためには、その遺伝子がつくるタンパク質を取り出し、そのアミノ酸配列から遺伝子のDNAの塩基配列を決定するのであった。しかし、上記の塩基配列決定のための方法が開発された以後は、化学的物質としてのDNAの塩基配列を直接に「化学的に」決定することができるようになったのである。それでも、これらの2方法だけが、科学者をヒトのDNAの全塩基配列決定に向かわしめたのではなかった。当時は、人の遺伝子地図の

作製も進んでいた。病気の原因となる多くの遺伝子が人の染色体上に位置づけされたのである[9]。そして、人の遺伝子地図づくりは、RFLP（制限断片長多型）によってさらに進められるようになった[10]。1980年には、ボットスタインと彼の同僚が、人の遺伝子地図づくりのためにRFLPsを用いる可能性を提案したのである。さらに1985年には、PCR（ポリメラーゼ反応）法が開発された[11]。この方法は、DNAの特定の断片のクローンを大量につくることができるのである。また1987年には、Yac（酵母人工染色体）がつくられた。これは、2000kbpsのDNAをつくりだし、ポジショナル・クローニング法を確立したのである。これらの方法は、ヒトゲノムの全塩基配列決定を行おうという考えを大いに刺激したのであった[12]。

②ヒトゲノム計画の起源

1985年に米国のエネルギー庁（the U.S. Department of Energy）がヒトゲノム計画の研究計画を提案したとき、研究の第一の目標は、ヒトのDNAの全塩基配列の解明であった[13]。しかしながら、当時、ヒトの遺伝子のすべての地図づくりや塩基配列決定はさまざまな理由から批判されたのであった。たとえば、研究資金の問題やその目標の科学的意義（あるいは科学的価値）の問題である[14]。1990年に、合衆国において、エネルギー庁と国立衛生研究所（National Institutes of Health）が共同で正式にヒトゲノム計画をスタートさせたとき[15]には、全塩基配列の決定は、ヒトゲノム計画のいくつかの目標の内の単なる一つでしかなかったのである[16]。ヒトゲノム計画における全塩基配列決定の目標としての位置のこのような変化は全塩基配列決定に対する批判的議論の重要性を示していたと考えられる[17]。ヒトゲノム計画がスタートした後も、全塩基配列決定に対しては批判的議論が続けられたのである。次に、その批

判的議論について見ていく。

3）ヒトゲノム計画における全塩基配列決定に対する批判的議論

　ヒトゲノム計画のスタート以前から、ヒトゲノム計画の第一の目標としてのヒトゲノムの全塩基配列決定というアイデアはさまざまな理由から批判された。全塩基配列決定に対する批判的議論は、研究費配分に関する問題を除くと、全塩基配列決定の科学的意義に関しての議論は2通りの議論の仕方があった。その一つは、ヒトの遺伝子はヒトのDNAの5％の部分に存在しているので、残りの95％の塩基配列の決定は無意味であるというものである[18]。それゆえに、ヒトのDNAの全塩基配列の決定のほとんどの作業は空しい努力であることになる[19]。もう一つは、その機能が知られていない塩基配列から機能を理解しようとすることは困難であるというものである[20]。たとえば、その批判的議論は、次のような問題に向けられている[21]。

・タンパク質の折り畳み構造を遺伝子の塩基配列のみで説明できるかどうかの問題
・DNAの転写において後成的なコントロールがあるかどうかの問題
・発生や再生という現象を遺伝子の塩基配列のみで説明できるかどうかの問題
・免疫系と神経系のような複雑なシステムについて遺伝子の塩基配列のみで説明できるかどうかの問題
・細胞の自己崩壊は遺伝子の塩基配列にプログラムされているかどうかの問題

- がん遺伝子の機能の活性化を遺伝子の塩基配列のみで説明できるかどうかの問題
- 遺伝的多型は特定の塩基配列によって説明できるのかどうかの問題 など

　これらの問題に関して、特定の遺伝子の塩基配列が決定されたとしても、その遺伝子が持つと予測される機能を決定した塩基配列からは説明できないのであるから、塩基配列決定そのものは単に塩基の配列順序を明らかにしただけである。遺伝子の機能の説明に全く結びつかない塩基配列決定である。まさにそのような塩基配列決定は「無目的な塩基配列決定（blind sequencing）」と呼ばれるのである[22]。すなわち、

　　最も悪いことには、研究は、広い生物学的文脈について十分な認識なしに、研究計画によって遂行されてきたのである。DNA の無目的な塩基配列決定というものは丁度そのようなケースなのである。したがって、ヒトゲノム計画が問題になるのである[23]。

　しかしながら、どのような塩基配列決定にも「無目的な塩基配列決定」というラベルが貼られるわけではない。遺伝子の機能と塩基配列を結びつけるためには、塩基配列決定に、次のような 2 通りのアプローチが考えられた。

　　もう一つの関心は、本当のゴールが遺伝子とそれが示す機能との間の関係を確立することであり、遺伝子の塩基配列の単なる決定にあるのではないということである。そして、問題は、これらの関係を確立する最良の方法は

何かということである。なじみのある、機能に基づく(またはトップ・ダウン)アプローチが、既知の機能か遺伝子の位置づけという方向に進められるのである[24]。

そして、

　他の、塩基配列に基づく(またはボトム・アップ)アプローチは、反対の方向へ進められるのである。すなわち、システマティックな、無目的な塩基配列決定が、1遺伝子として機能する特徴を持つ領域を明らかにした後に、次のステップは発生のどの段階で、遺伝子の生産物がその役割を果たすかを決定することである[25]。

すなわち、2種類の塩基配列決定の内の一つは、「機能に基づく(またはトップ・ダウン)アプローチの塩基配列決定」である。もう一つは、塩基配列に基づく(またはボトム・アップ)アプローチの塩基配列決定」である。後者のボトム・アップ・アプローチの塩基配列決定が「無目的な塩基配列決定」を意味するのである[26]。それでは、トップ・ダウン・アプローチとボトム・アップ・アプローチとはどのようなものであろうか。次に、これらのアプローチの意味について明らかにしていこう。

4) DNAの機能と塩基配列を関係づける二つのアプローチ

①トップ・ダウン・アプローチ

　トップ・ダウン・アプローチは、ヒトゲノム計画の提唱者の1人である

J.D. ワトソンによって次のように述べられている。

> 「トップ・ダウン」アプローチでは、ゲノムまたは染色体が徐々に小さいサイズの領域に細分化されていき、その方法に沿って段階ごとに領域のオーダーが決定されていく[27]。

　要するに、トップ・ダウン・アプローチは、遺伝子の地図づくりに基づいて遺伝子の塩基配列を求めることであり、遺伝子の機能はすでに知られているのである。つまり、遺伝子の機能から塩基配列に至る方法である[28]。

②ボトム・アップ・アプローチ
　それでは、ボトム・アップ・アプローチとはどのようなものであろうか。それは次のように述べられている。

> いわゆる、「ボトム・アップ」アプローチは、そこでは長いレンジの地図がランダムに生じたファージやコスミッド・クローンにおいてオーバーラップしている領域を同定することによって集められているが、E.coli や、Saccharomyces cerevisiae、C.elegans などの生物のゲノムの部分的な地図をつくるのに、むしろうまく使われたものである[29]。

　要するに、ボトム・アップ・アプローチは DNA の塩基配列を、その機能を知ることなしに、解明するのである。つまり、遺伝子の塩基配列から機能に至ろうとする方法である[30]。

5) 塩基配列決定 vs. 還元主義

　前述したように、われわれが遺伝子の塩基配列を知っていたとしても、われわれはその塩基配列によって遺伝子の機能を説明することはできないという理由によって、全塩基配列は批判される。換言すれば、われわれは、遺伝子の機能をその塩基配列に還元できないということである。それでは、塩基配列の目的は、遺伝子の機能をその塩基配列に還元する（または、遺伝子の機能をその塩基配列によって説明する）還元主義[31]であるのか。次に、塩基配列決定と還元主義の関係を考察していく[32]。

①ボトム・アップ・アプローチは還元主義ではない

　ボトム・アップ・アプローチの場合においては、塩基配列決定が、その塩基配列を持つDNAの機能が不明のままなされるので、われわれはその機能を明らかにしなければならない。もし、われわれがある特定の遺伝子の機能をその遺伝子のDNAの塩基配列に還元するならば、われわれはその遺伝子のDNAの塩基配列に基づく遺伝子の機能を認識しなければならないのである。この意味において、ボトム・アップ・アプローチは、還元主義とは異なるのである。なぜならば、この場合には、われわれは、遺伝子の塩基配列に還元しなければならない、その遺伝子の機能を知らないからである。もし、われわれが遺伝子の機能をその塩基配列に還元したいならば、われわれは遺伝子の機能と、遺伝子の塩基配列を別々に記述しなければならないのである。それゆえに、ヒトゲノム計画における塩基配列決定を還元主義としてする批判は不適切なものである。

　もちろん、われわれは、遺伝子の機能をその塩基配列から、物理学的そして

化学的考察に用いて推測することの可能性を否定することはできない。最近、データベースに蓄積されたヒトゲノムの塩基配列からその機能を見いだそうとする生物情報科学がヒトゲノム計画における重要な課題の一つであると主張されている[33]。このような考えに至るのはきわめて自然なことであると思われる。

②トップ・ダウン・アプローチは還元主義ではない

次に、トップ・ダウン・アプローチについてはどのように考えられるであろうか。それは還元主義に属するものであるのだろうか。トップ・ダウン・アプローチは、前述したように染色体上にヒトの遺伝子を位置づける地図づくりに依存している。それは、遺伝形質の知識から遺伝子の機能を理解することの方法論とともになされることである。それゆえに、トップ・ダウン・アプローチは前述したように、機能に基づくものなのである[34]。換言すれば、トップ・ダウン・アプローチは、すでに知られた機能を持つ遺伝子の塩基配列を解明することであり、遺伝子の機能をその塩基配列によって説明することではないのである。すなわち、トップ・ダウン・アプローチはすでに知られた機能を持つ遺伝子に含まれたDNAの塩基配列を記述することである。それが、すでに知られた機能を持つ遺伝子の塩基配列、すなわち化学的構造を解明するまさに唯一の方法なのである。

6) 結 論

現在では、全塩基配列決定はヒトゲノム計画の第一の目標とはされていないが、依然として究極的な目標である。しかしながら、全塩基配列決定の科学

的意義は批判され続けている。

　全塩基配列決定に対する批判的議論は、遺伝子の機能と塩基配列を結びつけることの二つのアプローチ、すなわちボトム・アップ・アプローチとトップ・ダウン・アプローチに関わっている。ボトム・アップ・アプローチを「不成功な還元主義」[35]として批判することは不適切である。なぜならば、それは、遺伝子の機能を知ることなしに遺伝子のDNAの塩基配列を化学的に明らかにすることであるからである。そして、トップ・ダウン・アプローチを「還元主義」として批判することもまた不適切である。なぜならば、それは、機能がすでに知られている遺伝子の塩基配列を明らかにすることであり、塩基配列によって機能を説明することではないからである。

　要約すると、ヒトゲノム計画における塩基配列決定を還元主義に関わらせて批判することは、不適切である。ボトム・アップ・アプローチは、機能のわからない塩基配列を解明する、「無目的な塩基配列決定」であり、トップ・ダウン・アプローチは、遺伝子地図に基づいて、すでに知られた機能を持つ遺伝子の塩基配列を明らかにすることである。それゆえに、トップ・ダウン・アプローチだけが、ヒトゲノム計画において遺伝子の機能と塩基配列を結びつけることにおいて生物学的な意味を持つ塩基配列決定なのである。

　しかしながら、われわれは、ヒトゲノム計画におけるトップ・ダウン・アプローチだけが生物学的意味を持つことを正当化する場合には、ヒトゲノム計画の究極的な目標であるヒトゲノムの全塩基配列決定に関し深刻な問題を抱えることになる。すなわち、われわれが解明する塩基配列はヒトゲノムのごく狭い範囲に限られるということになる。われわれはヒトゲノムの全塩基配列のすべての領域について、遺伝子としてどのような機能を持つかどうか、または機能を持たない塩基配列であるかどうかを明らかにするためには、

遺伝学に加えて、他のさまざまな生物学の領域で解明された生物の機能を知り、その機能を持つ遺伝子を遺伝子地図に示していかなければならないということである。

それゆえに、われわれはヒトゲノム計画を、人間存在の生物学的理解を得る手段の一つとして見なさなければならないということである[36]。それと同時に、われわれは、ヒトゲノムにおける塩基配列決定を他の生物学の知識に依存する生物学的基礎知識の獲得として考えなければならないということなのである[37]。そのように考えた場合には、ヒトゲノム計画の科学的意義は、さまざまな領域を持つ生物学のごく一部に見いだされるに過ぎないのである。

注

1) R. Cook-Deegan, *The Gene Wars: Science, Politics, and the Human Genome* (New York: W. W. Norton & Company, 1994)

2) A. I. Tauber and S. Sarkar, "The human genome progect: Has blind reductionism gone to far?" *Perspectives in Biology and Medicine,* 35(1992), pp. 220-235.

3) Tauber and Sarkar, *op cit.*
  B. D. Davis and Colleagues, "The human genome and other initiatives," *Science*, 249(1990), pp. 342-343.
  B. D. Davis, "Sequencing the human genome: A faded goal," *Bulltin of New York Academy of Medicine*, 68(1992), pp. 115-125.

4.) Tauber and Sarkar, *op cit.*
  Davis, *op cit.*
  E. Shuster, "Determinism and reductionism: A greater threat because of the human genome project?" in G. J. Annas and S. Elias, eds., *Gene Mapping* (Newtork and Oxford: Oxford University Press, 1992), pp. 115-127.
  M. Rechsteiner, "The human genome project: two points of view," *The FASEB Journal*, 4(1990), pp. 2941-2942.

5) B. Barrell, "DNA sequencing: present limitations and prospects for the future," *FASEB Journal*, 5(1991), pp. 40-45.

Cook-Deegan, *op cit.*
6) A. M. Maxam and W.Gilbert, "A new method for sequencing DNA," *Proceedings of National Academy of Science*, 74(1977), pp. 560-564.
7) F. Sanger, S. Nicklen, and A. R. Coulson, "DNA sequencing with chain-terminating inhibitors," *Proceedings of National Academy of Science*, 74(1977), pp. 5463-5467.
F. Sanger and A. R. Coulson, "The use of thin achrylamide gels for DNA sequencing," *FASEB Letters*, 87(1978), pp. 107-110.
F. Sanger, et al., "The nucleotide sequence of Bacteriophage ϕ X174," *Journal of Molecular Biology*, 125(1978), pp. 225-246.
8) Maxam and Gilbert, *op cit.*
9) V. A. McKusick, "Current trends in mapping human genes," *FASEB Journal*, 5(1991), pp. 12-20.
10) D. Botstein, R. L. White, M. Skolnick, and R. W. Davis, "Construction of a genetic linkage map in man using restriction fragment length polymorphisms," *American Journal of Human Genetics*, 32(1980), pp. 314-331.
11) Cook-Deegan, op cit.
R. M. Cook-Deegan, "Genome mapping and sequencing" in W. T. Reich, ed., *Encyclopedia of Bioethics*, Revised Edition (New York: Simon & Schuster Macmillan, 1995), Vol. 2, pp. 1011-1020.
12) R. Dulbecco, "A turning point in cancer research: Sequencing the human genome," *Science*, 231(1986), pp. 1055-1056.
B. Barrell, "DNA sequencing: present limitations and prospects for the future," FASEB Journal, 5(1991), pp. 40-45.
D. E. Koshland, Jr., "Sequencing and consequences of the human genome," Science, 246(1989), pp. 189.
M. Pearson and D. Sol, "The human genome project: a paradigm for information management in the life sciences," *FASEB Journal*, 5(1991), pp. 35-39.
L. W. Engel, "The human genome project history, goal, and progress to date," *Archives of Pathology and Laboratory Medicine*, 117(1993), pp. 459-465.
C. Ezzell, "Another report smiles on human genome sequencing project," *Nature*, 332(1988), p. 769.
E. D. Green and R. H. Waterston, "The humen genome project prospects and implications for clinical medicine," *JAMA*, 266(1991), pp. 1966-1975.
M. V. Olson, "The human genome project," *Proceedings of National Academy of Science*, 90(1993), pp. 4338-4344.
13) J. D. Watson, "The human genome project: Past, present, and future," *Science*,

248(1990), pp. 44-49.
J. D. Watson and R. M. Cook-Deegan, "Origins of the human genome project," *FASEB Journal*, 5(1991), pp. 8-11.
Davis, *op cit*.(1992)
14) Davis, *op cit*.
15) Watson, *op cit*.
C. R. Cantor, "Orchestrating the human genome project," *Science*, 248(1990), pp. 49-51.
16) Watson, *op cit*.
M. Pearson and D. S ll, "The human genome project: a paradigm for information management in the life sciences," *FASEB Journal*, 5(1991), pp. 35-39.
Davis, *op cit*.(1992)
E. P. Hoffman, "The evolving genome project: current and future impact," *Americal Journal of Human Genetics*, 54(1994), pp. 129-136.
E. Jordan, "The human genome project: Where did it come from, where is it going?" *American Journal of Human Genetics*, 51(1992), pp. 1-6.
17) Davis, op cit.(1990)
Watson, op cit.
Watson and Cook-Deegan, op cit.
Rechsteiner, op cit.
Cook-Deegan, op cit. (1994, 1995)
18) Davis, op cit. (1990, 1992)
R. A. Weinberg, "There are two large questions," *FASEB Journal*, 5(1991), p. 78.
Rechsteiner, *op cit*.
19) Tauber and Sarkar, *op cit*.
Davis, *op cit*.
Barrell, *op cit*.
J. Palca, "The human genome project: life after Watson," *Science*, 256(1992), pp. 956-958.
20) Tauber and Sarkar, *op cit*.
Davis, *op cit*.
21) Tauber and Sarkar, *op cit*.
22) *Ibid*.
Davis, *op cit*.(1990,1992)
23) Tauber and Sarkar, *op cit*.
24) Davis, *op cit*.(1992)
25) *Ibid*.

26) Tauber and Sarkar, *op cit.*
    Davis, *op cit.*
27) Watson, *op cit.*
28) W. Szybalski, "From the double-helix to novel approaches to the sequencing of large genomes," *Gene,* 135(1993), pp. 279-290.
29) Watson, *op cit.*
30) Szybalski, *op cit.*
31) 科学哲学の分野においては、通常「還元主義」は次の三つの対応に分けて考えている。すなわち (1) 存在論的還元主義 (ontological reductionism)、(2) 方法論的還元主義 (methodological reductionism)、(3) 認識論的還元主義 (epistemological reductionism)。ここでは「還元主義」を「認識論的還元主義」の意で考える。
    「ヒトゲノム計画」と還元主義の関係について論じたものには次のものがある。
    M. Ruse, "Knowledge in human genetics: some epistemologacal questions," in R. F. Weir, S. C. Lawrence, and E. Fales, eds., *Genes and Human Self-Knowledge: Historical and Philosophical Reflections on Modern Genetics* (Iowa City: University of Iowa Press, 1994), pp. 34-45.
    E. Fales, "The human genome project and epistemology," in R.F. Weir, S. C. Lawrence, and E. Fales, eds., *Genes and Human Self-Knowledge: Historical and Philosophical Reflections on Modern Genetics* (Iowa City: University of Iowa Press, 1994), pp. 53-62.
    E. Shuster, "Determinism and reductionism: A greater threat because of the human genome project?" in G. J. Annas and S. Elias, eds., *Gene Mapping* (Newtork and Oxford: Oxford University Press, 1992), pp. 115-127.
32) 塩基配列決定と還元主義の関係については次のものが参考になる。
    Tauber and Sarkar, *op cit.*
    Davis, *op cit.*(1990,1992)
33) Pearson and Sol, *op cit.*
    W. Gilbert, "Towards a paradigm shift in biology," *Nature,* 349(1991), p. 99.
34) Watson, *op cit.*
35) Tauber and Sarkar, *op cit.*
    Shuster, *op cit.*
36) 生命現象の理解には複数の観点が必要であることが議論されてきたが、特に「相補性」の関係にある観点を論じた最近の議論については次のものが参考になる。
    H.J. Folse, JR., "Complementarity and the description of nature in biological

science," *Biology and Philosophy*, 5(1990), pp. 211-224.
M. Obayashi, "Complementarity in molecular biology: Explanation of the structure of DNA," *The Annals of the Japan Association for Philosophy of Science*, 8(1992), pp. 111-116.
M. Obayashi, "Stent's myth in the origins of molecular biology," *Historia Scientiarum*, 2(1992), pp.139-150.
E.T. Juengst, "Causation and the conceptual scheme of medical knowledge," in C. Delkeskamp-Hayes and M.A.G. Cutter, eds., *Science, Technology, and Art of Medicine* (Dordorecht: Kluwer Academic Publishers, 1993), pp.127-152.
P. Hoyningen-Huene, "Niels Bohr's argument for the irreducibility of biology to physics," in J. Fay and H. J. Folse, eds., *Niels Bohr and Contemporary Philosophy* (Dordrecht: Kluwer Academic Publishers, 1994), pp.231-255.
37) B. Davis は次のように述べている。
　　生物学は常に有機体のさまざまなレベルを統合しなければならないのである。このように考えるならば、塩基配列は、それが他のレベルの知識と関連しているときにのみ意味を持つのである。[Davis, *op cit.*, (1992), p.124.]

7　バイオエシックスにおける相補性
―― 遺伝子治療をめぐって ――

1）はじめに

　ボーア（N. Bohr）が提唱した「相補性原理」は、これまで、物理学や生物学などの科学方法論に関して論じられることが多かった。しかし、ボーア自身は、「相補性原理」をさまざまな分野に適用し論じていた。それらの中で、「自由意志」に関する相補性の議論は、心理学の方法論の議論であるとともに、科学と倫理学の関係を考える議論に示唆を与えるものでもあると考えられる。

　ここでは、ボーアの「自由意志」に関する相補性の議論を手がかりとして、今日の生命科学がわれわれに提起したバイオエシックスの課題の一つである、遺伝子治療の倫理学的問題の解決の方途を明らかにしていきたい。

2）ステントの指摘

　分子生物学者であるステント（G. Stent）は、ボーアによる相補性原理の生命現象への適用の議論が、後に分子生物学の父とされたデルブリュック（M. Delbrück）を物理学から生物学へ転向させたという科学史的記述をしたことで知られている[1]が、彼は、科学と倫理学の関係を論じる際に、ボーアの相補性の議論が示唆を与えると指摘している[2]。その論述においてステントは、主

に社会生物学（Sociobiology）における人間の倫理的行動の生物学的基礎づけを批判している。たとえば哲学者のカント（I. Kant）に言及しながら、次のように述べている。

> われわれは、二つの形而上学的に異なる世界に住んでいる。これらの世界の一つは、（生物学を含む）科学の世界である。その自然の客観的対象は因果的決定性の法則によって支配されているように見える。もう一つの世界は、道徳（morals）の世界である。その世界にいる合理的な人間の主観は、個々の人格が彼ないし彼女自身の行為に関連させる自由の法則によって支配されているように見える[3]。

この引用文において、ステントは、科学の世界と、「自由の法則」を持つ道徳の世界とが、因果的決定性の法則と自由の法則という互いに排他的な法則によってそれぞれ支配されている異なった世界であることを指摘していると考えられる。彼はさらに次のように述べている。

> それゆえに、ボーアの相補性は、生物学と倫理学の間の基礎的な関係に適用されると、道徳的行為の存在は、説明され得ず、そして倫理学の出発点となる生命の基本的事実として考慮されなければならないということをわれわれに理解させ得る[4]。

ステントは、前述の科学の世界と道徳の世界が排他的な関係にあることの認識を受けて、生物学と倫理学の関係にも、ボーアの生命現象に対する相補性の議論に特徴的である「生命の基本的事実」についての考え方を当てはめた

のである。それでは、このステントの議論は、ボーアの相補性の議論を正しく踏襲したものであろうか。次に、ボーアの「自由意志」をめぐる議論を見ていくことにする。

3)「相補性」と「自由意志」

　ボーアが相補性原理を初めて提唱したのは1927年のことである。このボーアの相補性の概念は、当時量子力学によって生じた認識論的問題を物理学者が解決するのを助けた。後に、彼はこの相補性原理を他の分野、すなわち生物学や心理学、認識論などに適用していった[5]。生物学をめぐる相補性についてのまとまった議論は、1932年に国際光線療法学会の開会式において行った『光と生命』講演[6]において現れた。ここで彼は、生命現象に対して相補性原理が適用されることを示した。彼は、物理学的分析と特徴的な生物学的現象を認識することは相互に排他的であるが、生物学的実在を理解するためには両者が必要であることを強調した。すなわち、

> 考慮すべきアナロジーの本質は、物理学的分析に要求される細分と、自己保存や個体の繁殖のような特徴的な生物学的現象との間には典型的な相補性の関係が存在するということである[7]。

このような関係を、ボーアは「相補性」と呼んだのである。彼はこの考えを生涯主張し続けた。たとえば、彼が1962年に亡くなる直前、次のように述べている。

確かに、実践的ないし認識論的理由から、生命について述べる限り、目的論的用語が分子生物学の用語に対して相補的に用いられるであろう[8]。

本章で考察すべきボーアの「自由意志」についての議論は、上記の生物学の議論に付随して行われたものでもある。ボーアは、生命現象の中でも「意識的な行動」については特別に論じる必要性を感じていたのである。

ボーアは「自由意志」については、上記の『光と生命』でも論じており、それ以前の議論にも見ることができる。注目されるものはまず、1929年の論文の中にある。すなわち、

心理的生活を支配する自由意志という感情と、それにともなっている生理学的過程という見かけ上切れ目のない因果的連鎖との間の差異を考慮すると、相補性の不明確な関係にここで気づかされるという考えを哲学者たちは見過ごすことはなかった[9]。

そして、1931年には次のように述べている。

存在の心理的な側面と物理的側面とを関係づけようとすると、われわれは相補性という一つの特殊な関係に関心を持つことになる。この関係は、物理学的法則または心理学的法則のいずれか一方の一面的な適用によって理解することは全く不可能なのである。原子理論から学んだ一般的な教訓を考えると、第4の論考でより詳細に説明された意味で、自由意志として経験され、因果性によって分析される調和をわれわれに理解させることになるのは、この点における断念によってだけであるように思われる[10]。

ここでの「この点における断念」とは「一面的に理解することの断念」と考えることができよう。以上のボーアの論述から、彼の「自由意志」の議論は、当初は心理的な面と、生理学的(つまり物理的)面との関係において、「自由意志」を心理面を特徴づけるものとして取り上げていたといえよう。このことは『光と生命』においても継続している。たとえば、

> まさに、われわれの観点からすると、意志の自由という感情は、意識的な生活に特有の性質として考えられなければならない。それに対応するものは、因果的力学的記述も、原子の力学の統計的法則の明確な適用が十分に徹底された物理的分析も受け入れない有機体の諸機能に求められなければならないのである[11]。

つまり、ボーアによれば、意志の自由の支配を受ける意識的な生活に対応するものを、意志の自由と排他的な関係にある因果的力学的記述でも、また原子の力学の統計的な法則を適用する物理学的分析でも説明されない「有機体の諸機能」と考えたのである。すなわち、「物理学的分析」と「有機体の諸機能」とは相互に排他的であるという『光と生命』における基本的主張をここで強調しているのである。

　それでは、以上のような、ボーアの「自由意志」をめぐる相補性の議論を、どのように倫理的問題に適用できるのであろうか。この適用の問題について考えるために、われわれは、以下において遺伝子治療を例にとって考えていくことにしよう[12]。

4) 基本的事実としての人間の倫理的行為

　遺伝子治療は今日バイオエシックスにおける最も重要な問題の一つになっており、日本においても、遺伝子治療の臨床研究について厚生省と文部省からガイドラインが示されている。その内の一つには次のように遺伝子治療が定義されている。

　　疾病の治療を目的として遺伝子又は遺伝子を導入した細胞を人の体内に投与すること及び遺伝子標識をいう[13]。

　「遺伝子標識」ということは疾病の治療を目的としない場合に用いられることなのでここでは言及しないことにする。この定義の中で、「遺伝子又は遺伝子を導入した細胞を投入する」とあるが、遺伝子は単に細胞や生体内に入れられただけでは機能することはないとここでは考えるので、それはDNA断片として、すでに存在している遺伝子に加えられたり、置き換えられたりする必要がある。すなわち、「遺伝子を導入」するということは「遺伝子を直接的に改変する」ことである。それゆえに、小論では、「遺伝子治療の目的」を、上記の定義にある「疾病の治療」だけではなく、それを達成するための手段も考慮してより限定的に使用するために、「遺伝子を直接的に改変することによって疾病を治療すること」とする。

　このように遺伝子治療の目的を考えるといくつかの倫理的問題が指摘されよう。たとえば、われわれは個人の持つ遺伝学的な固有性を変えてもよいのか、われわれは人間の遺伝子プールにおける特定の遺伝子についてその遺伝子頻度に影響を与えてもよいのか、また、われわれは、人類が出現する以前

から進行してきた進化のプロセスへ介入してもよいのか、などである。このような遺伝子治療をめぐる倫理的問題が提起されるのは、前述の遺伝子治療の目的における遺伝子の改修が、次のような、生物学的に記述される遺伝子の役割（以下では「遺伝子の生物学的機能」と呼ぶ）と対立することによると考えられる。すなわち、

(1) 個人の遺伝子の組み合わせは、その個人のユニークさを示すものである
(2) 人間の持つ個々の遺伝子やゲノムは続く世代に伝達されるものであり、種としての人類の存続を保証するものである
(3) 人間の進化の産物としての遺伝子は、地球上での生命の進化を延長させるものである

ということである。

　これらの遺伝子の生物学的機能は、もし遺伝子治療が行われると、その意味に変更がもたらされることになるのは明らかである。また他方で、人類の個人または集団における遺伝子を人為的な介入によって影響を与えないようにすると、遺伝子治療は行えないことになろう。つまり、遺伝子治療を行えば、人類の遺伝子プールに影響を与えることになる。この場合、生殖細胞の遺伝子治療を禁止することによって、この影響を回避できると考えることもできるが、体細胞に対する遺伝子治療においても患者に生殖能力が残っている場合には子孫への影響は、ごくわずかな影響であるかもしれないが、あり得るのである[14]。そして、人類の遺伝子プールに人為的な影響を与えず、個人の遺伝子への他者からの不可侵を保持しようとすると、遺伝子治療を行うことは不可能になる。

しかしながら、現実には遺伝子治療による以外には病気を治癒させることが期待できない多くの患者が現時点において存在しているのである。ここに遺伝子治療の目的と遺伝子の生物学的機能との間にはパラドックスが生じることになる。それでは、このパラドックスはどのように解消されるのであろうか。ここで、われわれは遺伝子治療をめぐる倫理的問題の解決にボーアの相補性の議論を適用できるのではないだろうか。すなわち、前述の遺伝子治療の目的と、遺伝子の生物学的機能との間には、ボーアの述べた意味の相補性の関係が生じるのではないだろうか、ということである。

このように考えたとき、まず第一に答えねばならない問は、ボーアが相補性の概念を生物学の議論に適用したときに用いた基本的事実としての「生命の存在」に相当するものは何かということである。ボーアはその「基本的事実」について次のようにいっている。すなわち、

> このような観点からは、生命の存在は、説明され得ないが、生物学の出発点として考えられなければならない。それは、古典物理学の観点からは不合理的要素として見られる作用量子が基本的粒子とともに、原子物理学の基礎を形づくっているのと同じようにである[15]。

それでは、遺伝子治療の目的と、遺伝子の生物学的機能との間の相補性の関係において認められるべき「基本的事実」とは何であるのか。一方で、遺伝子の持つ生物学的機能は科学的事実として理解されている。他方で、遺伝子治療の目的は、人間の「自由意志」による倫理的目的である。そのように考えると、遺伝子の生物学的機能と、遺伝子治療の目的が相互に排除的に見える。ボーアは次のように述べている。

形而上学的思索に入ることがなければ、私は次のようにつけ加えるであろう。すなわち、説明という概念のいかなる分析も、自ずからわれわれ自身の意識的活動を説明することについてはその放棄とともに始まりそして終わるであろうということである[16]。

すなわち、ここで、ボーアは、われわれの「意識的活動」、それは何より自由意志による行為であるが、それを説明することは放棄せざるを得ないものなのであるといっている。それゆえに、われわれの倫理的行為もまた説明され得ないものであり、その存在を基本的事実として認めることができるのではないだろうか。この意味では、前述した、ステントの、「道徳的行為の存在」を「生命の基本的事実」としたことは十分に理解できることになる。

それゆえに、この説明され得ない基本的事実を遺伝子治療の倫理学的問題に適用すれば、われわれは、まず人間の倫理的行為としての遺伝子治療の存在を認め、それを前提として遺伝子治療の目的と、人間が持つ遺伝子の生物学的機能の両者を考慮しなければならない。このように考えることによって、遺伝子の生物学的機能と遺伝子治療の目的が相補性の関係にあるということを認めることができるのである。

以上のように、遺伝子治療の目的と遺伝子の生物学的機能が、遺伝子治療という人間の倫理的行為の存在を基本的事実として、相補性の関係を持っていることを確認できた。しかし、それによって直ちに前述の遺伝子治療の提起した倫理学的問題が解決されたわけではない。われわれは遺伝子治療という行為の存在は、説明され得ない基本的事実であること、そして、遺伝子治療をその目的に沿って実行するのは全く自由意志によるということが確認できただけなのである。それでは、遺伝子治療を、われわれは全くの自由意志に

よって行うということで倫理学的問題は解決されるのであろうか。たしかに、われわれは遺伝子治療という行為を自由意志によって行うことができるが、しかし、その実行には、われわれにとって重大な責任が生じ、その責任を負うことによって遺伝子治療という行為が倫理学的問題を越えて実行できるということである。すなわち、遺伝子治療の実行は、われわれに新しい生命観を要求するのである。それは、生命現象がわれわれの外部の客観的自然として物理学的アプローチを受容できるものであると考える還元主義的生命観とは異なる。つまり、それは、人間をも含めた生命現象は、ただ客観的に解明するだけの対象ではなく、われわれの自由意志によって実行される倫理的行為としての科学的技術によって改変させられ得るものになったとする生命観である。科学的に解明される生命現象は、客観的に不変に存在するのではなく、科学技術の進歩とともに変化していくものとなったのである。

5）まとめ

前述したように、前述した遺伝子治療の目的は遺伝子の生物学的機能とは相互に排他的な関係にある。そこでは、遺伝子治療の行為の存在は説明され得ない基本的事実であり、その目的の実行はわれわれの自由意志に基づくものとされた。つまり、遺伝子の生物学的機能と遺伝子治療の目的との間には、言い換えれば、「科学的事実」と「人間の倫理的行為の目的」の間には相補性の関係があり、人間の倫理的行為の存在は、説明され得ない基本的事実として認められなければならない。このように考えると、われわれは、遺伝子治療などの遺伝子操作の目的を実行するのは全くの「自由意志」によるということになる。すると、われわれは、遺伝子操作の目的を実行した結果、自然のシ

ステムにもたらされる変化への責任を全面的に負わなければならなくなる。そして、そのことはまた、われわれに次のことを必然的に迫ることになる。すなわち、生命現象がわれわれの倫理的意図とは全く関係なく存在し続けるという生命観は改められなければならないということである。

　以上のことより、ボーアの「自由意志」をめぐる相補性の議論は、バイオエシックスにおける問題の構造を示し、人間の倫理的行為の存在の位置づけを明確にするのに有効であったといえよう。しかしながら、ひとたび、その倫理的行為が目的に沿って実行に移されるときには、一方の科学的事実にも変更がもたらされ、これまで科学的事実の解明を可能にしてきた従来の生命観は改変されなければならないこともわかった。この意味では、ボーア自身の自由意志をめぐる相補性の議論がそのようなことをさらに示していたかどうかについては、また別に論じられなければならないであろうが、今やわれわれはバイオエシックスの諸問題を前にして新しい生命観の選択を迫られているのは確かである。

注

1) M.Obayashi, "Stent's myth in the origins of molecular biology," *Historia Scientiarum*, 2(1992), pp.139-150.
2) G.S.Stent, "Light and life: Niels Bohr's legacy to comtemporary biology," *Genome*, 31(1989), pp.11-15.
3) *Ibid.*, pp.14-15.
4) *Ibid.*, p.15.
5) 大林雅之『新しいバイオエシックスに向かって──生命・科学・倫理──』(北樹出版、1993年)、82〜95頁
6) N. Bohr, "Light and life," *Nature*, 131(1933), pp.421-423, 457-459.
7) Ibid., p.458.
8) N.Bohr, *Essays 1958-1962 On Atomic Physics and Human Knowledge*(Science Editions, INC.,1961), p.26.

9) N.Bohr, *The Philosophical Writings of Niels Bohr Volume I Atomic Theory and the Description of Nature*(Ox Bow Press, 1987), p.100.
10) *Ibid.,* p.24.
11) Bohr, "Light and life," p.459.
12) 遺伝子治療の倫理的問題に対する相補性の適用については次のもので詳しく論じている。
    M.Obayashi,"Complementarity between the gene and gene therapy," *The Annals of Japan Association for Philosophy of Science*.(in press)
13) 渡辺格編著『ゲノムDNA新産業革命の夜明け――遺伝子と生命の神秘に迫る――』(東京教育情報センター、1994年)、121頁
14) 大林、前掲書、130〜132頁
15) Bohr, "Light and life," p.458.
15) *Ibid.,* p.459.

付記 本章におけるボーアの著作からの訳出は筆者によるが、次のものを参考にした。なお、訳書で用いられた原著と筆者の用いた原著には出版年代によって若干異なる部分があることをつけ加えておく。
ニールス・ボーア著、井上健訳『原子理論と自然記述』(みすず書房、1990年)

第III部
バイオエシックスの課題

8 「生命倫理学」にとって「犯罪」への「荷担」は可能か

1）はじめに

　バイオエシックス（Bioethics）は、日本では「生命倫理」ないし「生命倫理学」と訳されるが、そのような日本語の生命倫理学は、日本においてどのような役割を担っているかについて、本章の論題で考えてみることも必要ではないか、というのが筆者の本音である。

　というのも、バイオエシックスへの批判には、次のようなものがある。つまり、「バイオエシックスは、生命科学の最新の技術や先端医療技術について、その人間への応用に対する倫理問題の検討によって、患者・被験者の人権の擁護を主張して、研究・治療の可否について議論しているが、実際のところは、医学研究や医療技術が社会的に受け入れられるように、その手続きと法的制度的整備を進めることを議論し、詰まるところは、研究やその成果の臨床応用を推進しているのではないか。新しい医療技術が発表されたときには、その対象となる患者や被験者の人権を主張し、味方のように振る舞いながら、結局はそのような研究、医療を追認する役割を果たしているのではないか」[1]というものである。

　バイオエシックスをめぐる議論が始まり、米国では30年ほど、日本では20年ほどの時間が経て振り返ってみると、上記のような評価も一面をついた批

判ではないのかと、思えるのである。

　もちろん、筆者はそのような役割を肯定するものではないが、そのような現状追認、追随の姿はやむを得ないバイオエシックスの歴史の経過であったとしても、当初のバイオエシックスの理念とは異なるものであるならば、バイオエシックスの議論は厳しく評価されていかなければならないものと考える。そして、そのことが「犯罪」といえるようなことがらに関連しているということになれば、なおさらであろう。

　一見、弱い者の味方、人権擁護の姿勢をとりながらも、結果としては研究者の方へ、力のある方へ身を寄せてしまっているのであったとしたら、それは「犯罪」に「荷担」したといわれてもしょうがないということである。

　以下では、そのような問題意識のもとに、バイオエシックス、すなわち「生命倫理学」はどんな役割をはたしてしまってきたのかを、遺伝子研究、生殖医療などの問題において具体的に考察していきたいと思う。すなわち、日本においてバイオエシックス、生命倫理学は何をなしているのか、ということを以下論じていく。そして、最後に、そのような日本における「生命倫理学」の現状をどのように克服していくかを述べてみたい。

2) バイオエシックスにとって「犯罪」とは何か

　さて、ここで、バイオエシックスにとっての「犯罪」とは何かについてまず論じておこう。

　まず、犯罪として普通に考えられるのは、「法律を犯す」ことである。しかし、今日のバイオエシックスに関わる問題、生命科学や、医療技術についての倫理問題に絡む法律は、日本にはほとんどないといってよいであろう。もちろ

ん、1997年にできた「臓器移植法」と最近成立した「クローン規制法」がある。前者は苦しい妥協からなったものであり、後者は国際社会に遅れをとらないために、取り急ぎクローン胚を子宮へ移植して発生させることを禁じたもので、日本ではきわめて例外的なものである。一般に、日本では、具体的に、科学研究に対する社会的コントロールや医療技術の使用についての法律は存在しない。そのような現状において、これまでは、医師の裁量権を最大限に認める方向でことが処理されてきたのである。また日本では、そのような科学技術の専門的な問題に対して、法的に対応する習慣もなかったし、「生き死に」の基準について改めて議論するような考え方もこれまでなかったといってよいであろう。とすると、日本ではバイオエシックスにとっての「犯罪」とは、「法律を犯す」ことではない。

　そこで次に考えられることは――これはよく生命科学や医療の技術についていわれることであるが――そのような技術の使用が「神の領域への侵犯である」とするというものである。また「自然への挑戦」というものもある。このような人間の力が及ばない。また本来及ばせることを避ける領域である「超越的な力の領域」を人間の勝手な考えで侵していいものかという議論である。

　また一つは、「ヒューマニズムや人道といったものへの侵犯」である。これは第二次大戦後のニュールンベルク裁判でのナチスの医師たちに対する犯罪を裁いた罪状の一つである。バイオエシックスの議論の根幹には、このような人道やヒューマニズムに抵触する行為についての議論がある。人権と人間性への侵犯の問題である。

　しかし、このような意味において実に日本においては生命倫理学の名をともなって根本的な議論をされることがない。というのも、欧米の議論に比較して、宗教的な観点からの議論を意識的に回避しているように見えるからで

ある。その理由には、もともと仏教や神道の影響があるからなのか、生命の無常観が根強く、あるいは山川草木に生命を見いだし、根本的な生命の尊厳などの発想、こだわりが希薄であるということがあろう。「なるようになる生命」というとらえ方の中には、「人道」も「超越」もないということが挙げられるかもしれない。

　こうしてみていくと、バイオエシックスの問題を構成する倫理的基礎が、日本では希薄であり、問題にされるのは、科学技術という「両刃の剣」の悪用についての警戒であるとともに、それを人間に応用しようとする科学者や医師たちへの不信感というものが大きいと考えられる。

　以上のような日本における倫理問題の構成の根拠が明白でないことはあるにしても、生命科学や医療技術に対する、漠然とした不安があり、医師たちに対する不信感がそのような技術に対する倫理問題への視点であるとすると、日本における具体的な犯罪は、目に見えるような犯罪ではなく、目に見えないかたちで、表面化されないで進行する「犯罪」というものになるかもしれない。

　すなわちここで考えたい「生命倫理学」が「荷担」する犯罪とはそのようなたぐいの犯罪である。

　それは、生命倫理学の議論がなされていく中で、実は事態が知らず知らずの内に犯罪が進行するものである。すなわち、生命現象に取り返しようのない操作を加えてしまうことである。つまり、生命現象とは、進化を基礎にしたものでもあり、生命現象の不可逆性を前提にしていると考えられ、特に、遺伝子に対する操作には、個体レベルでも集団レベルでも取り返しのつかない操作がなされてしまうことになる。

　そして、次に注意しなければならないのは、生命操作の技術を議論する中

で、当初は生命操作への疑問を持っていたとしても具体的な応用などを議論する中で、生命は操作できるものであることを前提とした議論にすり替えられて、われわれが持っていた「生命の神聖性」や「生命の不可侵性」などといった生命観は希薄化されてしまうということである。そして日本では、動物実験に対する研究には寛容であり、研究に対するコントロールも十分でないので、そこでの実験がすっかりでき、新しい技術が人間に応用されなければ研究の倫理問題について議論されることはなく進められ、動物実験が済み、人間に対する応用の準備が整った段階で、人間への応用の倫理問題の議論が開始される。それは臨床試験を目の前にちらつかせられ、藁をもつかむような状態の患者さんにとっては、その議論は自ずから臨床試験実施の方向へむかわせてしまうだろう。そして、そのようなかたちで事実が積み重ねられ、実際の倫理問題の議論がなされる頃には、既成事実が重ねられ、歯止めなどできる状態ではなくなる。そこでの生命倫理学の議論も、倫理的配慮を強調するのみで、インフォームド・コンセントを慎重に実施することを求めるにとどまり、実質的には、推進の議論になってしまうのである。

　このようなかたちで、生命倫理学の議論は通過儀礼のように過ぎていってしまい、倫理問題の根幹については触れる余地なく事態が進んでいってしまうのである。

　以下では、そのような実態の一端を最近のできごとの中から拾ってみたい。

3）「生命倫理学」が「荷担」する「犯罪」

①遺伝子治療

遺伝子治療は、人間の疾病の治療を目的として、遺伝病ばかりではなく、エ

イズやがんの治療法としても研究・実験されているが、人間の遺伝子の改変、細胞への導入によって、病的異常状態を改善していこうとするものである。ここでも、安全性と倫理性の議論があり、体細胞への遺伝子治療は一定の手続きで認められることになっているが、生殖細胞系では倫理的に認められないとされている。つまり、のちの世代に対し影響を与えない（世代間倫理として）ために、体細胞遺伝子治療は許されるが、生殖細胞系遺伝子治療は認められないというように、操作対象を限定している。しかし、体細胞遺伝子治療も集団遺伝学の観点から考えれば、影響はわずかであるとしても集団内の遺伝子頻度を変化させる。ごくわずかであるとしても確実に、遺伝子プールに影響してしまうのである[2]。「自然の進化」へ人為的に介入するという意味では実に大きな一歩なのである。そのような問題が、議論されないまま、遺伝子治療が受容されてしまっているのである。

②臓器移植と脳死状態

現在、1997年に成立した「臓器移植法」の見直しが検討されている。そのもっとも重要な論点の一つは、患者本人の同意なしに、家族の承諾のみで脳死状態からの臓器摘出を可能にしようとすることである[3]。「臓器移植法」成立後の脳死状態からの臓器移植は現在まで、30例余（2005年8月現在37例）であり、これを少ないとしての上記のような見直しは、15歳未満の人の脳死状態からの臓器摘出が法的にできない状況を理由に、日本における「臓器移植法」成立過程における臓器提供の意思を最大限尊重しようとする精神を踏みにじる行為にもなってしまうことになろう。

脳死状態からの臓器提供者が少ないという事情を回避するために、脳死状態になったならば、本人の同意なしでも臓器摘出を可能にしようということ

はあまりにも御都合主義ではないのか。慎重派と推進派の妥協点である、「本人の事前同意の尊重」ということをなし崩しにするとともに、「自己決定」というバイオエシックスの歴史的意義の根幹を無視してしまうことになるのである。

③生殖技術

2000年12月に厚生科学審議会の先端医療技術評価部会が報告書[4]を出し、その中で、人工授精や体外受精の実施に際して、3年後の法整備に向けて、配偶者以外からの卵、精子、受精卵の提供を容認しようとしていることが明らかにされた。これまで、人工授精の精子に関しては、第三者からの提供を容認してきた日本産科婦人科学会が、それを許していた倫理的根拠も、そして、上記のような提供の拡大を許す根拠も明確に示さないで、一部の産科医が実施している第三者の卵提供や、近親者の精子、卵、受精卵の提供までも認め、厚生省はそれを法制化しようとしているのである。このような、現状追認の報告書には生命倫理についての議論もなされておらず、またこれらの議論をめぐる社会的、また個人の精神的問題への配慮も十分に検討されていない。これが追認されるとしたら、不十分の議論の中にさらされる女性の苦痛は計り知れないものがあろう。

法整備まで、当面は、さまざまな可能性のある生殖補助技術の利用がなされていくであろうことは想像に難くない。つまり、生殖補助技術を利用する個々人の考えに技術の行方がかかっていることになる。この意味で、問題は、法規制が優先されているヨーロッパとも、商業ベースのように生殖医療が遂行されている米国とも異なる、日本独自の生命倫理観形成の基本問題にも触れるものになっている。

まず考えなければならないのは、生殖補助技術を利用する必要性の問題である。夫婦間における体外受精、顕微受精が困難な場合に、なおも第三者からの卵、精子、受精卵の提供を得て、生殖補助技術を利用し子供を得ることの議論がどのようになされたかの問題があろう。

また、第三者からの卵、精子、受精卵の提供は匿名で行うことが基本であるとしながら、近親者（父母、兄弟、姉妹）の場合はよほどのことがない限り、当事者周辺は知るであろうし、感情的にも複雑にならざるを得ず、そのような問題が実際生じた例も紹介されている[5]。ことが、本来、性という人格に関わる問題だけに人間関係への影響も懸念される。

そして、最も議論されなければならないのは生まれてくる子供の「人権」である。生まれてこないことも含めて人間の生命をわれわれがどのように考えるのかという基本的生命観および人生観も問われることになる。

④ヒト ES 細胞（胚性幹細胞）

旧科学技術庁のパブリック・オピニオンを求める文書[6]によれば、ヒト胚研究に関する倫理問題の根拠としての「生命の萌芽としてのヒト胚」ということには、そこで明確な説明はなされていないが、ヒト胚の、個体になることができる能力という「全能性」を犯さないということが含まれるのではないであろうか。そうだとすれば、さまざまな役割を持つ細胞に分化できるという意味としての、ES 細胞の持つ「全能性」に対して、それが、ES 細胞だけでは個体発生は不可能だとしても（これは今後の技術開発によって変化する可能性はあるかもしれない）、特定の細胞へ分化誘導することは、ある意味で「全能性」を操作する（制限を加える）ことになり、ヒト胚研究に対して禁止しようとする根拠と抵触することになるのではないか。この点をきちんと議論し

ておかないと、後世に禍根を残すと考える。

　また、ES細胞のもととなる胚の提供者が、本来「廃棄」を同意した保存胚に対して、その提供・使用を申し出ることの問題点があろう。すなわち、その「廃棄」とは、まさに廃棄であって、廃棄以外を想定して「廃棄」の同意をしていたとは思われない。それゆえに、体外受精等施行以前のインフォームド・コンセントにおいて、ES細胞樹立に関連した提供の同意の可能性についても含めておかなければならないのではないだろうか。たとえば、「体外受精実施後に生じた余剰の凍結保存胚は廃棄されることに同意するが、ほかの目的に使用する場合は、改めて説明の上同意を求めなければならない」というような文章をインフォームド・コンセントの説明書・同意書に入れておかなければならないであろう。

　さらに、提供者の同意の取り消しに関しては、提供機関でのみ有効ということであるが、どのような理由があれ、樹立機関、使用機関においても有効であることが求められる。なぜなら、ES細胞が提供者と同じ遺伝子組成を持ち、それが継続するわけであり、また、研究過程において重篤な遺伝病の遺伝子が発見された場合のことなどを考えると、提供者本人に研究内容がわからないまま使用し続けられることは、提供者のプライバシー権の侵害になる可能性があろう。

　ほかにも、「クローン技術」や「バーチャル医療」など論じなければならない問題もあるが紙幅の関係もありこれぐらいにしておこう。

4）生命倫理学の再生

　上記のような問題を踏まえた上で、これから日本における生命倫理学は何

をなすべきなのであろうか。まず、第一に、生命科学や医療技術の進歩の速さに目を見張るばかりでなく、つまり後追いを避けるための方策には、科学技術の行方に対する想像力の駆使が必要である。このままでいけば、現在の医療技術の開発がどのような技術進歩をとげ、それが応用されるとどのような世界が見えてくるのか、科学的な考察を踏まえたごく近未来の生命倫理学の問題を描き、その答えを求め、それに基づいて現在の研究、医療への規制をなすことである。

　第二には、生命倫理学は倫理問題の指摘や整理をしてみせることに終わらず、自らの議論の責任を自覚していくことである。生命倫理学の議論がある特定の価値の実現をめざしていないか、技術内部に潜む価値を析出して、それに対する評価をきちんとすることである。ときに、人間の欲望への歯止めと禁欲への決断を社会に求める勇気を持つべきである。

　そして、最後に、生命科学や先端医療技術によって、操作するものと操作されるものとの分断を見抜き、新たな差別の出現を阻止することであり、その力からの飽くなき人間解放を試みていくことである。

5）おわりに

　こうしてみてくると、日本の生命倫理学、すなわちバイオエシックスには、現代の科学技術への決別をも辞さない反省も求められているように思う。それは、現代世界を支える科学技術文明ともいえるものに決別をも意味しよう。もっとも、シュペングラーがいうように、「文明は滅び行くもの」であるとすれば、その時期がすでに来ているだけなのかもしれない。

注

1) 大林雅之『バイオエシックス教育のために』(メディカ出版、1999年)
2) 大林雅之『新しいバイオエシックスに向かって』(北樹出版、1993年)
3) 森岡正博『脳死の人　増補決定版』(法蔵館、2000年)
4) 厚生科学審議会「生殖補助医療技術に関する専門委員会最終報告」(厚生省、2000年)
5) 朝日新聞2000年12月27日号
6) 科学技術庁「科学技術会議ヒト胚研究小委員会の公表と意見募集について」(科学技術庁、1999年)

⑨ 遺伝子診断とバイオエシックス

1) はじめに

「遺伝子診断」と呼ばれる技術は、遺伝子研究の進展につれてさまざまな方法が開発され、また、それにまつわる倫理問題も複雑化させてきた。ここでは、その遺伝子診断の多様化と、それにまつわる倫理問題の所在を明らかにし、それらに共通に存在して倫理問題を生む、遺伝子診断に内在化された価値観の析出を試みてみたいと思う。そして、遺伝子診断への態度決定は、個人にとどまることなく、社会全体としてのその態度決定を迫っていることを明らかにしたい。

2) 遺伝子診断の多様化

遺伝子診断は「診断」という語句を含んでいるが、「病気の診断」というような「診断」の意味を考えると、いささか問題がある。これまでに、遺伝子診断の対象とされてきた疾病は多数に及んでいるが、そのすべてに治療法があるわけではない。また、遺伝子診断の大きな特徴はまだ発症していない段階において、「病気」が「存在」することを「診断」するのである。この意味では、「遺伝子診断」においては、「診断」も「病気」も「治療」も、その概念の変更を

迫るものとなっている。そして、そのような「遺伝子診断」の意味のあいまいさゆえに「遺伝子検査」の語との明確な使い分けもなされていない。そのような事情もあり、遺伝子診断はその応用の試みが行われる当初より、多くの問題を投げかけてきた。

　遺伝子診断の多様化の様子を見るにおいて、いくつかのカテゴリーに分けておきたい。

　まず、健康診断や病院での検査というような、現に「生活している人間に対する遺伝子診断」である。次に、遺伝子診断の発展が向かった主なる先であった「出生前診断に関わる遺伝子診断」である。そして、最後に、「研究に関わる遺伝子診断」である。

①生活している人間に対する遺伝子診断

　1970年代にこの技術が用いられ始めた当初に米国で起きた有名な事件に、職場における黒人への健康診断での鎌型赤血球症の保因者の検査というものがあった。はじめは、黒人労働者への福祉の向上ということで歓迎されたが、この病気が黒人に多いということがわかると逆に黒人の職場からの排除に使われるということがおきた。さらに、1980年代になると保険加入時の健康診断に遺伝子検査が導入され、遺伝病を発祥する可能性があるというだけで保険会社が加入を拒否するという事態が起こった。また、ヒトゲノム計画の進展の中で、不治の病（たとえば、ハンチントン舞踏病）の遺伝子が確認されるようになり、その情報の取り扱いが問題になった。

　今日では、SNP（一塩基多型）などの応用が、生活習慣病に関連する遺伝子の存在も知られるようになり、遺伝子診断は遺伝病に限らない検査法としての意味も持つようになった。このように、健康診断などの、現に生活している

人間に対する遺伝子診断では、その情報が差別に利用されるという問題が起きてきた。

②出生前診断に関わる遺伝子診断

　遺伝子診断が最も倫理的に問題とされるようになったのは、出生前診断に遺伝子診断が利用されるようになってからである。まだ発症していないどころか、誕生もしていない時期に、母体ではなく、胎児の遺伝子を調べることの意義は、誕生後への準備という理由もあったが、多くの対応は人工妊娠中絶へ向かうものであった。実際、中絶を選択すること、つまり障害が見つかれば生まないとすることが社会的政策として実行された動きもあった。

　中絶の問題を回避する一つの方向は、遺伝子診断の時期を母体および胎児に影響のない時期にする。すなわち、受精後の早い時期に母体外で遺伝子診断を行うことであった。この方向は、技術的に「解決」されることから、速いスピードで進められ、ついには、体外受精を利用しての受精卵診断、着床前診断というものになった。さらに、遺伝子治療などの遺伝子操作の議論では、生殖細胞への操作には慎重であったが、遺伝子診断そのものは操作とは考えられないので、遺伝子や卵を対象とした配偶子の診断も可能である。配偶子を遺伝子診断によって選別することは、その保有者である個人のもともと持っている遺伝子を診断することと同じことにもなってしまう。ここでは、胎児ではなく、その親となるべき人の選別が行われてしまうことになる。

③研究の関わる遺伝子診断

　研究においては、あらかじめ提供された卵や、精子、受精卵を調べておかなくてはならない場合が当然あり、「遺伝子診断」をする必要が生じる。最近の

> **表1　ヒト胚性幹（ES）細胞への対応の選択肢**（レロイ・ウォルターズによる）
> 選択肢1：胚性幹細胞はつくらない、かつ使用しない。体性幹細胞のみ使用する。
> 　　　2：すでに存在している胚性幹細胞の使用は認めるが、新たにつくらない。
> 　　　3：すでに存在している胚性幹細胞の使用と、余剰胚からの新たな胚性幹細胞の誘導を認める。
> 　　　4：研究目的で体外受精によって得た胚から胚性幹細胞をつくる。
> 　　　5：核移植クローニングによって作成された胚から胚性幹細胞をつくることを認める。
> 　　　6：非ヒトの除核卵へのヒト核の移植と、核移植後に発生した胞胚からの胚性幹細胞の誘導を認める。

話題としては、ES細胞の作成があるが、日本では、不妊治療の方法としての体外受精において、余った受精卵を使用してES細胞を樹立することが容認されているが、ヒトES細胞への対応の選択肢（表1）を考えてみると、それははたして研究の面から考えると有効な選択なのであろうか。余剰胚のような「偶然の産物」で遺伝子の内容がわからないものよりも、たとえば、調べたい遺伝子を持ったヒトの核を実験用に開発した他の動物の卵から核を除いたものに移植し、そこから得られるES細胞を使用するほうが実験的には正確であるということになる（表1、選択肢6）。このように考えると、余剰胚から作成したES細胞に対しては遺伝子を調べておかなければならないことになり、その場合、もし研究目的にそぐわない遺伝子が存在することがあらかじめわかった場合は、そのES細胞は使用しないことにならないだろうか。余剰胚からのES細胞の樹立は、研究目的でわざわざ体外受精を行うことより、倫理的に認めやすいことを理由としても、しかし遺伝子診断の結果都合が悪いから使用しないというのは、どう考えればよいであろうか。また、思わぬ遺伝子の存在がわかった場合は、提供者にはどのように知らせるべきなのかど

うかも問題になろう。

　また研究においては、最近、集団を対象とした遺伝子の解析において、匿名性を確保するとしても、その利用や情報提供についても問題になった。遺伝子診断の結果を疫学的に使用するガイドラインがつくられることになったのである。

3) 遺伝子診断の前提としての価値観

　以上みてきたように、これまでの健康診断や出生前診断における倫理問題は、すべて対象となる病気関連の遺伝子を持つことに対して否定的な態度を前提として対応し議論しているということである。健康診断においては、診断対象となる遺伝子を持つ人に対し排他的な対応をとり、出生前診断においては、「遺伝子」の有無を即人工妊娠中絶に結びついている。これらの背景には、われわれの社会の中に、病気に関わる遺伝的な因子の存在を否定すべきものとの見方が、そのような差別に対して、ただ容認してしまっているだけではないにしても、そのような差別を前提にして対応を考えていくという態度をとっている。そのような遺伝子差別に対する見直しをすることなく、いわば、そのような遺伝子に対する価値観を遺伝子診断に内在化させて議論してきたのである。。

　また、研究に関わる遺伝子診断を考えると、一見ES細胞をめぐる問題は差別などと関係がなさそうに見えるが、研究の目的からいえば、体外受精の余剰胚の利用は遺伝学的情報が不明確なために本来不利であり、不都合であると考えられるにもかかわらず、研究目的でES細胞を作成することは、生命の萌芽としての受精卵の尊重ということからすれば、研究のために体外受精を

行い、受精卵を作成することになり、倫理的ではなくなる。つまり「生命の萌芽」という「個体になるための遺伝子をすべて持っている受精卵」をあえて人為的に作り、かつ破壊することを避けるという理由があるのではないか。また、ES細胞の選択肢（表1）にある、ヒト性融合胚の使用は、有利であると思われる場もあるが、その使用については意見が分かれるところである。そこでは、ヒト性融合胚を作成することは、ヒトの個体となるべき遺伝子を他種の細胞に入れることは、はじめから「人間個体となるべき遺伝子の総体＝人格」とする価値観から、避けるのではないかとも考えられる。

4) われわれにとって遺伝子とは何か

　遺伝子診断をめぐるバイオエシックスの議論に至る現代の生命科学は、生命現象の物理・化学的解明によって生命現象のメカニズムを物理的過程として明らかにしてきた。つまり、遺伝現象も物理的現象であることを示したのである。このような遺伝現象とその基本的実体としての遺伝子は、人間を遺伝子という物理的存在に基づいてつくられる分子でできた機械に過ぎないことを示したのである。

　そのことはさらに、人間も物理的に操作可能であるということを具体的に示している。遺伝子操作がDNAの塩基配列の組換えという分子レベルで可能であれば、遺伝子が解明されれば人間も操作可能なのである。これは現代の生命科学の特徴である要素還元主義の当然の成り行きである。

　このような機械論的、還元主義的な人間像は、「DNA還元主義」に基づく人間像に他ならない。すなわち、DNAによって人間は決定されている。またDNAの塩基配列を解明することによって、人間を理解できるとする考え方

である。そして逆に、人間個体をつくる遺伝子の総体を特別な存在、つまり人格に比すべき、不可侵の存在と考えることにもなる。まさに「遺伝子中心主義」、「遺伝子至上主義」である。

われわれは遺伝子研究の進展の中でこのような人間像と遺伝子像を知らず知らずの内に受け入れてしまってはいないだろうか。

5）まとめ

ヒトゲノム計画の目標の一つであった完全な全塩基配列の解明は2003年になし遂げられた。これからは、塩基配列から有用な遺伝情報が解読され、病気のメカニズムが具体的に解明され、重要なタンパク質の構造も判明し、薬品の開発が飛躍的になされることが期待されている。このような背景もあり、21世紀の医療はますます遺伝子を中心に展開されるかのように方向付けされているようである。そのような医療状況の中で、今後遺伝子研究が医療観のみならず、遺伝子を基礎とした人間観をわれわれの生活や社会のあらゆる面に拡大しようとしていることは、遺伝子研究が医療を越えて将来の人間社会のあり方に対して重要な影響力を及ぼす可能性を示唆している。生命科学の成果に基づく先端技術をめぐるバイオエシックスは、その意味では、医療を越えた、これからの人間社会にとっての文明論的な展望で語られなければならないことを迫られているといえよう。

参考文献
青野由利『遺伝子問題とはなにか　ヒトゲノム計画から人間を問い直す』（新曜社、2000年）。
井上薫『遺伝子からのメッセージ』（丸善ライブラリー、1997年）。

大林雅之『新しいバイオエシックスに向かって——生命・科学・倫理——』(北樹出版、1993年)。
大林雅之『バイオエシックス教育のために』(メディカ出版、1999年)。
大林雅之「遺伝子解読・医療問題」、今井道夫・香川千晶編『バイオエシックス入門【第3版】』(東信堂、2001年)、151-163頁。
高橋隆雄編『遺伝子の時代の倫理』(九州大学出版会、1999年)。
米本昌平『バイオエシックス』(講談社現代新書、1985年)。
レロイ・ウォルターズ「ヒト胚性幹細胞の研究——その倫理をめぐる国際的議論の動向——」、早稲田大学国際バイオエシックス・シンポジウム2002「第4回先端生命科学技術とバイオエシックスの未来展望——私たちの新しい選択と決断に向けて——」、2002年12月9日
12月第5土曜特集「21世紀に期待される医学・医療」、『医学の歩み』195巻13号、2000年

10 バイオエシックスの基本問題

1) はじめに

　科学技術の進歩は予想以上に早く、具体的には、「ロボット工学」、「バーチャルリアリティー」、「IT」、「遺伝子診断」、「ナノテクノロジー」などの進歩はめざましく、バイオエシックスがますます後追いの議論に終始してしまうのではないかとの懸念を抱かずにはいられない。と同時に、現在の科学技術の進展をめぐって重大な問題点を見落としているのではないか、科学技術の進歩が人間の生存に投げかけているのは、その進歩をどのようにわれわれが受け止めるかということではなく、その「進歩」そのものを「人間の生存」の視点から見直すことが必要ではないか、との思いも深くしている。

　本章では、その「思い」を明確にするために、バイオエシックスの基本にある問題点を論じ、21世紀における「生存科学としてのバイオエシックス」を構築していくための足場を固めたい。

2)「バイオエシックス」とは何であったのか

　まず、最初に「バイオエシックス（Bioethics）」はどのように定義されてきたかを見てみよう。もっとも基本的な定義は、アメリカでバイオエシックス

が確立した記念碑的な文献とされている『生命倫理百科事典』(*Encyclopedia of Bioethics*、初版1978年)[1]において示された。すなわち、次のようである。

> The systematic study of human conduct in the area of the life sciences and health care, insofar as this conduct is examined in the light of moral values and principles.

つまり、「生命科学や医療における人間の行動を倫理的価値や原則に照らして考える体系的な研究」ととらえている。これは、ある意味では画期的であった。なぜなら、それまでは生命科学や医療などは、倫理的背景はあるにせよ、基本的には探求した真理や事実の成果に基づいた人間の行為であり、そこには善悪の価値判断はほとんど存在しないと考えられてきたからだ。言い換えれば、あくまでも、客観的な事実に基づいて行われる、価値判断とは別の事実の世界ととらえられてきた。それに対して、生命科学や医学にも倫理的判断を持ち込んだという点で画期的といえる。

同書の1995年の第2版[2]では、次のように、さらにその概念が拡大された。

> The systematic study of the moral dimensions-including moral vision, decisions, conduct, and policies-of the life science and health care, employing a variety of ethical methodologies in an interdisciplinary setting.

このような変化の背景としては、1970年代の後半から、臓器移植や体外受精などの先端医療に対して、社会がどうコントロールするかという生命倫理の問題が大きく浮上してきたことが挙げられる。しかもそれは単なる個人の倫

理の問題ではなく、社会的倫理であり、また公共政策など全体の問題であるとの認識も深まってきた。つまり問題を考える次元が広がってきたといえる。そこで定義も概念がさらに拡大し、また国家的な政策はもちろん、個々の病院などにも、より具体的に倫理的な対応を求める方向になってきている。

　さらに従来の定義では、倫理的価値や原則が重視されていたが、現在は、研究方法も多様化し、ナラティブ倫理学、フェミニズム倫理学など、さまざまな手法やアプローチが登場している。こうした新しい倫理学的方法を用いつつ、学際的なアプローチも展開されており、広大な生命倫理学の領域が広がっている。もちろん政治的な背景もあり、生命科学や医療の研究に莫大な投資が行われ、そこに倫理学者が参入し、甘い汁を吸っているという批判もある。たしかにアメリカではそういう傾向がないともいえず、ヒトゲノム計画で、総研究予算の3〜5％が生命倫理の研究に充てられることが制度化されたため、倫理学者には大いに活躍の場が広がったのも事実である。

　そもそも「バイオエシックス」という言葉は、1970年頃、ポッターというウィスコンシン大学のがん研究者による造語である。彼は、生物学をベースとしてがん研究からスタートし、人類の生存を考えながら、生物学と人間の倫理・知恵を融合させる、新しい学問領域をめざしたのである。人類の生存をめざすという点で、今日の環境倫理学につながるものがあるともいえる。その意味では、生命倫理の問題は、ミクロ（個々の事象）とマクロ（人類を含む生態系全体）の両面から考えるべきだろう。医療現場の個々の問題だけに限定してしまうと、大きな生命全体の問題が欠落してしまう懸念がある。

　しかしながら、アメリカではバイオエシックスについては、医療にシフトしたかたちで論じられている傾向が強かった。またアメリカでは、専門的な科学技術や医療技術にどう患者が関わるかという問題や、自己決定権をはじ

めとする患者の権利も大きな柱となっており、先端医療技術から日常の臨床場面での倫理的な問題まで、非常に問題が拡散してしまっているともいえる。
　そこで次に、筆者が評価している定義を紹介したい。これは、以下のように、たまたま中国新聞の取材で、筆者が生命倫理についてした話をもとに同新聞の記者がまとめたものである。

　　科学技術の発達した現代社会で、人間生命のあり方を探求する研究分野――医療に関しては、個人の自己決定権を強調する米国の社会的背景から強く影響を受けて議論が始まった。体外受精や脳死・臓器移植をはじめとする先端技術や患者の権利の尊重などの議論に大きな影響を及ぼしている――（中国新聞1999年8月29日付）

このように、科学技術が発達した現代社会において生命のあり方をわれわれがどう考えるかが、バイオエシックス（生命倫理学）の基本だろうと思う。それは、新しい人間のあり方を探求する学問を求めていく運動でもあった。すなわち、科学とは何かを考え、その中で、自分の生き方を考えることがバイオエシックスに他ならないのではないかを考えることが最もバイオエシックスの議論には必要なものではないかと思うのである。
　たとえば、周知のように、科学技術の発達を通じてさまざまな選択肢が可能になったことにより、これまでは医師にまかせきりにしていた治療についても、患者の選択が重要になってきた。たとえば、医療技術の向上により機械的な延命は可能になったが、それに意味があるかどうか。また延命させるかどうかは誰が判断するのか。これらが非常に大きな問題になってきた。バイオエシックスにおいては、自己決定権が最大の原則だととらえている。すな

わち、医療の最大の当事者は、専門家としての医師ではなく、医療技術を受ける患者、つまり、非専門家の市民であるという大きな視点の転換があったといえよう。

　医療に限らず、科学技術に浸って生活しているわれわれにとっては、「科学技術の発達した現代社会で、人間生命のあり方を探求する研究分野」という表現が、バイオエシックスの基本的定義にふさわしいと考えられる。科学技術の成果の中で生きているわれわれは、一方で豊かな生活をしているようであるが、ひとたびその生活上に不可欠な科学技術の破壊やコントロールの混乱が起これば、たちまちのうちにわれわれの生存が危うくなることは最近のさまざまな事件や事故からも明らかである。特に、2003年の夏に起こったニューヨークの大停電のように、高度に発達した科学技術のシンボル都市としてのニューヨークで、人々が野宿しなければならないという光景は、きわめて象徴的であった。

　バイオエシックスについての最も基本的な考え方は、われわれが科学技術の中でも特に生命科学の技術をどうとらえたらいいかということだろう。これまでの科学技術に関わる倫理とは、価値中立的な科学の知識や技術を前提としていた。しかしその考え方に終始している限り、有用な技術は利用していいという根拠のもと、社会が科学技術にリードされることになりかねない。科学技術の中で、その科学技術を作り上げた背景、目的、価値観などを明らかにしていかないと、生命科学の知識や技術の意味は解明できないのではないかと考えられる。

　基本的には、科学技術の持つ価値を科学哲学の観点から明らかにしていかなければならない、それをせず、ただどう使うか、それは安全なのかということだけを考えていては手遅れになってしまうと感じている。まずは、生命科

学とは何か、そして、その成果としての技術とは何か、またその技術をわれわれがどのように受け入れ、どう対応していくかについて考えていく。

3) 生命科学とは何であったのか

　今日の生命科学の隆盛をもたらしたのはなんといっても分子生物学の発展である。その分子生物学の成立をめぐって、しばしば次のような事例が紹介される。1932年に、量子力学の創設者の1人、ボーア（N. Bohr）が「光と生命」と題した講演で、光の粒子性と波動性の議論から展開して、生命現象における物理学的な現象と、生物特有の「生殖」、「個体維持」などの働きや機能の特徴的な生物学的現象に対しては別の見方をしなければならないとして、互いに排他的でありながら補い合う、相補性（Complementarity）という概念を生命現象に適用した。当時、ボーアに師事していたデルブリュック（M. Delbrück、後に「分子生物学の父」と呼ばれる）が、生命現象を物理学的に探求し、細分化していくと、いつしか生命は生命でなくなるという考え方に触発され、そこに生命科学の新しい科学を生むきっかけになるようなパラドックスがあるのではないかと考えて生物学に転向した。また彼は当時、安定性、突然変異などの点で、遺伝子は非常に特異的な存在だとして興味を抱き、遺伝子の大きさは原子1000個分くらいと計算したりした。

　それに対して、ボーアと同様に量子力学の創設者の1人であるシュレディンガー（E. Schrödinger）は『生命とは何か』（1944年）という有名な本の中で、遺伝子は特異な存在だが、物理学的に探求できるだろうと指摘した。『生命とは何か』は、いまだに生命現象に関わる問題意識、たとえば自己組織化の問題、生命現象の特有の現象の解明、自己再生の問題などの問題提起を続けている

といえる。彼は、ボーアとは量子力学の解釈においては対立した立場にあることはよく知られているが、分子生物学の成立期にはこの三者の奇妙な三角形ができることになった。後日談になるが、DNAの二重らせん構造を発見したことで知られているワトソンは、デルブリュックのもとで遺伝子研究をはじめ、イギリスの研究所に移った後に、もう1人の発見者であるクリックと出会ったのである。

いずれにせよ、物理学とは違う生命科学の問題として、物理的現象だけでは生命現象は解明できないのではないかという問題認識をいまだにひきずっているのではないか。これらをふまえて、私自身は、生命科学を研究する上では、物理学的ではない方法が必要なのではないかと考えている。

われわれは、どうして生命現象を物理現象とは違う見方をしてしまうのか。日常生活も含めて、文化や社会において、もともとわれわれは生命に対して独特の見方をしているのではないか。生命を単に物質とはとらえないし、また生命現象を物理現象としてとらえることもなく、独特の意味づけをして使っている。そもそも、本来は物理現象でいいはずなのに、なぜ生命現象と呼ぶのか。こうしたことからも、生命科学は、これまでの物理学を中心した科学とは異なるアプローチをしなければならないのではないだろうか。ボーアは、相補性の問題において、生命現象における「目的性」の問題を議論し、生命現象の「全体性」を統合するような「目的」を強調した。また、生命科学は科学としても科学の研究目的や価値も内在化せざるを得ない構造になっているのではないか。そういう意味で、基本問題の第一は、「生命科学をどのように考えるか」だ。

なお、シュレディンガーの著書のもう一つの影響として、物理学的なアプローチとは別のアプローチの可能性を提起したことによって、物理学の新た

な発展への期待が生まれたことが指摘できよう。同時に、生物学の研究では、物理学的な手法をもっと取り入れるべきだ、とする刺激になった点も大きい。それまでは物理学に比べれば、生物学は二流の科学という扱いをされていたが、生物学が科学として確立されていった過程にはシュレディンガーの影響があったといえよう[3]。

4) 生命利用技術から生命操作技術へ

　基本問題の第二は、生命科学の成果による技術とは何であったか、ということである[4]。農業など、いわゆる生命現象を利用する技術は昔から使っていた。いわば、「生命利用技術」といえるものである。たとえば、自然界の植物が秋になって実り、それを人間が食料として採集して利用するという方法は大昔から存在したが、後には、それを人工的に栽培して利用するという意味で、目的を実現するための手段としての農業技術も活用してきた。その過程では、一連の動物や植物の成長という"ひとまとまりの生命現象"を自分たちの都合のいいように利用してきた、ともいえる。

　しかし、そのような「生命利用技術」に対して、現在問題にしている生殖補助技術、遺伝子治療などは「生命操作技術」と呼べるものであり、"ひとまとまりの生命現象"を利用するのではなく、生命体の内部に介入し細分化して利用している点が大きな違いである。極端な場合は、自然状態の生命現象を都合のよいようにつくり変えることまで実現してしまった。それによって、生物を食料としての利用以外の新しい目的、われわれの予想外の目的をつくりだしてしまうという状況も生じている。

　その意味で、最近のバイオテクノロジーや先端医療技術の生命に関わる技

術などは質的に変化してしまったのではないかと思う。たとえば、体外受精は体外で受精現象を生じさせる技術だが、実際は、単なる手段的技術ではなく、不妊治療という言い方で正当化しているものの、目的を加味した技術としてとらえている。つまり単なるガラス管の中で受精卵を生じさせるという手段的な技術としてとらえているわけではないのである。

　遺伝子治療の技術も、単に遺伝子を導入する技術という側面だけではない要素がある。たとえば、顕微受精という方法がある。これは、卵細胞の中に精子を入れて受精卵をつくり妊娠、出産まで至らしめる技術である。この技術を生殖補助技術と考えれば、倫理的に肯定される可能性もあるだろう。しかし、卵細胞への精子の遺伝子を導入する技術としてみることもできるので、卵子や精子の遺伝子を改変する可能性のある生殖細胞系遺伝子治療となり、禁止されることになる。

　生じている現象としては同じようでも、われわれは生殖補助医療や遺伝子治療と使い分けて言うことによって、すでに目的を加味して利用していて、技術そのものの評価はしていない。単なる手段として考えにくいという面があるのかもしれないが、生殖操作技術は生命を操作するという意味で、何かしら目的性を加味した上で考えている。目的が内在化されているからこそ、価値中立とされる技術が倫理的に問題にされてしまうのである。目的が正しいかどうかをめぐって、倫理的な判断が分かれているのである。

5）生命観を問う技術とは何か

　従来の技術論では、今までの技術は「価値中立」の技術であり、それをどう使うかという問題が中心であった。したがって、技術自体が正しいかどうか

という議論は成立しなかった。しかし生命操作技術は、前述したように、目的を内在化させたかたちで議論しているから、そこでは倫理的な問題を問わなければならない。しかし、その技術を問う場合にも、依然として、どう使うかという問題が議論されてしまっている。

そのため、技術は「あることを実現できればいいではないか」という判断が働いて受容される方向に進んでいる。生命操作技術も、これまでの技術同様、価値中立的なものととらえられることによって、技術を肯定する方向に議論されてしまう。もっと内在化していた目的を分析していかなければならないのではないだろうか。

同時に、生命操作技術は、われわれが普通の生活の中で思いもよらなかった新しい目的に気づかせ、創出してしまう。その意味で、生命操作技術は「目的を創造する技術」になってしまっているのではないか。そういう新たな技術観を分析していかなければならない。さもないと、技術の開発自体には問題ないが、それを使うかどうかという場合に人間の倫理が問われるという従来の技術観に終始し、技術開発のコントロールがきかない論理構造になっていると考えられる。

たとえばクローン技術がその典型である。もちろん自然界でも、生物の分裂による個体再生という現象はあるが、人間にとっては、両性の生殖行動を必要としないクローン技術は、思いもよらない新しい技術である。新しい目的、つまり生命のあり方や生命観を創造してしまう技術をわれわれは技術として認めるのかどうか。その点についても考えていかなければならない。基本問題の第三は、生命観を問う技術とは何か、に他ならない。

6) 生命科学におけるパラドックスの出現

　先に触れたデルブリュックは、遺伝子の安定性と突然変異は不思議な現象であると考えたが、物理学的分析で生命現象を追求していくと、いつしかパラドックスが現れ、それが新しい科学への転向点になると期待した。しかし実際には、遺伝子研究においてパラドックスは現れず、DNA の二重らせん構造説が発見され、彼は生物学から離れた。実は、デルブリュックが予想したパラドックスが現れたのがヒトゲノム計画においてだったのである。

　ヒトゲノムを解明するには二つの方法がある。一つは、トップ・ダウン・アプローチであり、もう一つはボトム・アップ・アプローチである[5]。

　トップ・ダウン・アプローチは、機能がわかっている遺伝子から解明していく、つまり機能から構造へ、という方法である。それに対してボトム・アップ・アプローチは、構造、つまり塩基配列から機能を解明していく方法である。トップ・ダウン・アプローチは、いわばこれまでの遺伝学の常道であった。しかし実際は、この方法でわかる遺伝子は限られている。

　ヒトゲノムの塩基配列はすでに全容が解明された。しかし、物理学的な分析は進んだが、生物学的な解明がまだできていない。これまで膨大な予算を投じて研究した成果は、機能のわからない塩基配列も含めての全塩基配列の解明ということなのである。これからはポストゲノム計画で、DNA の塩基配列から機能の解明へと向かっている。これまで未知であった細胞の内の微量なタンパク質を、機能未解明の塩基配列から発見することなど目標とする「ヒトプロテオーム計画」などが進められている。しかし、そこには、ボーアの生命現象に対する相補性の議論に触発されたデルブリュックが求めていたパラドックスが、ここについに現れたのではないか、と思われる。つまり、

遺伝子に物理学的分析を進めていったら、そこには、塩基配列があるだけで、その生命現象の、まさに生きているという機能がわからなくなってしまったということである。現在、バイオインフォマティックス（Bioinfomatics）というDNAの塩基配列から機能を解明しようという研究分野が発展途上にあるが、その成果が注目される。

　さらに最近の、ナノテクノロジーの発展も興味を引く。ナノテクノロジーの研究は急速に進み、ナノマシーン、ナノボット（ナノ・レベルのロボット）などの研究が登場している。いちばんわかりやすい疑問は、ミクロの世界の微小な物質に対して、マクロのレベルで実現させる操作が確実に行われるのかということである。われわれの身体内部でも、もちろん物理学的、量子力学的な作用はあると思うが、そこでのナノテクノロジーを駆使した操作が確率論的に生じるのでは困るのであり、確実に生じなければ意味がないのである。確実な生命操作をめざし、ナノのレベルまでより精密に細部に至ると、その目的としていたことの実現が不確定性の生じる領域に至ることないのであろうか。このことはパラドックスといえるかどうかはともかく、そういう問題が生じる懸念がある。基本問題の第四は、生命操作技術がより精密にミクロのレベルでの操作を実現しようとすると、そこではその目的の実現が不可能になるような問題が生じてしまう。このような生命科学が進歩すると生じてしまうパラドックスをどう考えるかということである。

7）まとめ——何のために生命科学はあるのか

　ここでの問題群の源泉をたどると、生命科学はどうあるべきか、何のための科学かということに突き当たるのではないだろうか。生命科学は、われわ

れが単に生命現象を理解できたということで完結できるものなのか。「生命」を考える上では、そこに価値、および価値の実現としての目的を前提としていることを忘れてはならない。しかし今までの科学観からすれば、それは科学ではない。つまり、これまでの科学においては、真理の探求が最重要要件であり、「こうあるべき」、あるいは「こうありたい」などの目的は排除してきたからである。はたして生命科学においては、目的を設定する科学研究が可能なのか、どうかは問われないのであろうか。

　生命現象を追求する上で、科学的生命像についてもよく議論される。これは非常に価値ということを含む議論である。なぜなら、生命はどうあるべきかという価値をめぐる議論も含んでいるからである。もし科学的、物質的なシステムとしての生命像が本来あるべき生命像という認識で議論されてしまうと、特定の生命像や人間像だけが正当性があるものとしてとらえられ、他の可能性を排除してしまうのではないか。

　また、生命科学が進歩したことにより、その還元主義的方法による操作可能性が生じてきたともいえる。機械論的な生命像が明らかになった、といってもいいだろう。生命科学が目的を設定しないと標榜している限り、生命現象を探求するに当たって、その生命現象を対象としてとらえた生命科学に内在化している目的を正当化してしまうのではないか。極言すれば、たとえば、生殖技術が進歩したことにより、技術が人間をつくることを正当化してしまっていた可能性はないだろうか。また、生命操作技術によって、われわれに思いもよらない目的を創出してしまい、それによりわれわれの持つ目的の多様化が進められることによって、われわれが惑わされてしまっているのではないだろうか。

　だからこそ、生命科学はいかにして可能かが、改めて問われてくる。生命科

学的なシステムが本来あるべき人間や生命の姿だという議論は注意しなければならない。その議論を避けるためには、新たな生命像を積極的に提案し、さまざまな議論を通じて、互いに批判していくことである。それは科学技術に人間がひきずりこまれない立場を堅持することによって可能になるだろう。現代社会は、科学技術により利便性、効率性が格段に向上し、大きな恩恵を受けている。しかしそれらを追求するあまり、人間の優位性がそがれているのではないかという懸念もある。科学技術に対する人間の優位性を保持することが、人間が人間たる存在の根拠を持つことになるのではないか。

　緊急になすべきことをバイオエシックスの立場からいえば、科学技術に内在化する価値に対して人間が積極的に批判的な議論をすることにより、生命科学のこれからの方向性を示していくことだろう。特に生命科学の技術に関しては、そういう取り組みが必要だろう。先に述べたように、アメリカではヒトゲノム計画において、総予算の3～5％を倫理や法律、社会に関わる問題に投入することが定められた。生命科学においては、そういう方策がぜひ必要だろう。それにより、生命科学は、より社会に受容される豊かな発展があると期待したい。

　最後にもう一度上記の議論をまとめ、その議論を進めるためのさらなる課題を示しておきたい。

　生命科学においては、物理学に代表される科学とは違う見方が求められている。バイオエシックスの課題は、単にわれわれが科学技術をどう使うかではなく、生命科学の研究・技術に対して、われわれがその中にある価値を常に検討していかなければならない、ということである。それがバイオエシックスの最も重要な課題といえよう。

　先端医療技術が日常的に直面する問題のいちばん簡単な解決法は、自己決

定権、つまり患者が選択すればよいわけだが、マクロな立場に立った場合、生命科学の価値や目的をもっと先取りして社会的な問題として提示していく必要があるのではないだろうか。

　そのとき、私が考えるバイオエシックスのさらなる課題は、科学技術の専門家がいかに倫理的な議論を提起するか、にかかっていると考える。専門家は独自の判断はできないにしても、インフォームド・コンセントのように判断材料を提供することには倫理的な意味がある。どういう情報を提供するか、しないかということについて、昔の権威主義的ではない職業倫理を確立する必要があるだろう。その意味で専門家の役割をもっと日本で確立していかなければならない。医療に限らず、科学者、技術者など、専門的な知識のある専門家がいかに情報提供するか、また医療行為や技術開発など実行に対してどう責任を持つか、などについて基準を確立していかなければならない。その意味でも、専門職の倫理がもっと議論されるべきだと思う。

　しかし、日本ではなかなか医者の専門職倫理が確立できていない。明治以降の国家による医師養成システムで根本的に欠如しているのは、医療集団の自立的な職業倫理だ。この点が欧米とは決定的に異なる。国が指針を出しても、それを守るかどうかは個々の医師の責任だという姿勢になると、社会全体として新しい医療技術などを受容する構造がつくりにくくなるだろう。今後は専門職集団の倫理のあり方についても議論を深めていく必要がある[6]。

注

1) W.T. Reich, ed., *Encyclopedia of Bioethics*, 4 vols.(The Free Press, 1978)
2) W.T. Reich, ed., *Encyclopedia of Bioethics*, 2nd edition, 5 vols.(McMillan, 1995)
3) 分子生物学の成立期および方法論については次のもので詳しく論じている。
　大林雅之『新しいバイオエシックスに向かって』(北樹出版、1993 年)、第 1、4、

5、6章。
4) 本節 4) と次節 5) については次のもので詳しく論じている。
大林雅之「生命の技術化」、加藤尚武・松山壽一（編）『叢書／転換期のフィロソフィー　第3巻　科学技術のゆくえ』（ミネルヴァ書房、1999 年）、260-273 頁。
5) M. Obayashi, "Complete Sequencing vs. Reductionism in the Human Genome Project." *Annals of the Japan Association for Philosophy of Science*, 9(2):253-259(1997).
6) 本稿は、2003 年 8 月 19 日に、生理学研究所（岡崎市）において開催された共同研究「科学と社会」研究会において筆者が行った講演内容をもとにまとめなおしたものである。

あとがき

　わが国では、バイオエシックスが本来持っている意味合いの可能性についてまだまだ議論が深まっておらず、表層的な議論、すなわち、「生命倫理」の名のもとで先端医療技術の社会における受容についての環境整備のような議論に終始しているように見える。本書は、そのような見方を打ち破ってこそ、日本における真のバイオエシックスの議論が展開されるのではないかと改めて問うていると期待したいのである。そのような議論の提示ができているかについて、本書を手に取っていただいた方々からの忌憚のないご意見を伺えれば幸いである。

　本書が発刊されるにはさまざまな方のお世話になった。まず、はじめに、本書の出版を快く引き受けてくださった東信堂社長の下田勝司氏に心より御礼を申し上げたい。そして、本書に収録した論文を執筆するチャンスを与えてくださった先生方、そして、その論文を再録させていただいた出版社、大学、研究所、学会等に感謝したい。

　最後になったが、いつもいろいろと迷惑をかけてしまうにもかかわらず、アドバイスや励ましの声をかけてくださる友人たちに「ありがとう」と記させていただく。

大林雅之

索引

【英数】
15歳未満の臓器提供者　22
ADA（アデノシンデアミナーゼ）欠損症　39
DNA　29
DNA還元主義　41,122
ES細胞　120
ELSI →倫理的・法的・社会的問題
NIH →国立衛生研究所（米国）
PCR（ポリメラーゼ反応）　34,77
QOL →生命の質
RFLPs（制限断片長多型）　34
SNP（一塩基多型）　118
SOL →生命の尊厳
Yac（酵母人工染色体）　77

【ア行】
アイデンティティー　56
アギッチ　67
アシロマ会議　31
アデノウィルスベクター　40
アメリカ医師会　18,19
医学哲学　62
医学の哲学　61
医学の論理学　62
医師・医療不信　23
医師の裁量権　107
医師の倫理（日本医師会）　24
遺伝子組換え実験技術　8
遺伝子検査　118
遺伝子至上主義　123
遺伝子診断　117
遺伝子中心主義　123
遺伝子治療　39,50,109
遺伝子の生物学的機能　97
遺伝子プール　110
医の倫理　13
医の倫理綱領（アメリカ医師会）　19
医の倫理綱領（日本医師会）　26
医は仁術　23
医療職能集団　16
医療専門性に関する医師憲章　20
医療の哲学　62
医療倫理　13
ヴィーチ　70
内なる優生思想　10
エネルギー庁（米国、the U.S. Department of Energy）　34,77
塩基配列決定技術　33
エンゲルハルト　62,67
延命技術　52
恩恵（善行）　9
大国主命（オオクニヌシノミコト）　14

【カ行】
科学者としての医師　16
科学哲学　67
科学としての医学の哲学　62
価値依存性　69
借り腹　22,49
還元主義　53,82

患者の権利　17
カント　92
漢方医学　27
共約不可能性　68
クーシュフ　65
組換えDNA技術　47,48
組換えDNA実験　31
クリック　30,131
クローニング　48
クローン規制法　107
クーン　68
公正　9
厚生科学審議会　111
コーエン　47
国立衛生研究所（米国、NIH）　32,35,77

【サ行】
サイクロスポリン　51
細胞培養　48
細胞融合　48
自己決定　9
ジデオキシ法　76
思弁推測的医学の哲学　62
社会生物学　92
自由意志　57,91
シュレディンガー　130
進化生物学　65
人工授精　22
人体実験　8
人道　107,108
少彦命（スクナヒコノミコト）　14
ステント　91
スパゲティ症候群　11
生殖細胞系遺伝子治療　51,110
生殖補助医療技術　22

生存の科学　5
生体資源　48
生体反応炉　48
生物医学　61
生物学的封じ込め　32
生命操作技術　132
生命の質（QOL）　10
生命の神聖性　109
生命の尊厳（SOL）　10
生命の不可侵性　109
生命利用技術　132
生命倫理百科事典（Encyclopedia of Bioethics）　5,126
絶対的価値　10
全塩基配列決定　75
先端医療技術評価部会　111
全能性　112
臓器移植　51
臓器移植法　107,110
操作可能性　53
相補性　130
相補性原理　91

【タ行】
体外受精　49
体細胞遺伝子治療　51,110
代理出産　23
代理母　49
デルブリュック　91,130,135
トゥールミン　64
トップ・ダウン・アプローチ　80,135

【ナ行】
ナチス　8
ナノテクノロジー　136

ナラティブ・エシックス　9
二重らせん構造　30
人間化　58
脳死状態　51
ノルデンフェルト　67

【ハ行】
バイオインフォマティックス　136
バイオエシシスト　9
バイオテクノロジー　47
バイオマス　48
バイオリアクター　48
パターナリズム（家父長的温情主義）
　　7, 16, 18
パーフェクト・ベイビー　38
パブリック・オピニオン　112
パラダイム　68
ハンチントン舞踏病　38
光と生命　93
ヒトゲノム計画　75
ヒト性融合胚　122
ヒポクラテスの誓い　15
ヒューマニズム　107
病院倫理委員会　7
病気　61
病気の弱い規範的概念　66
フェミニズム・バイオエシックス　10
フーコー　67
不成功な還元主義　84
物理的封じ込め　32
プラスミド　31
ブールズ　65, 66

分子生物学的人間像　56
ヘルシンキ宣言　18
ボーア　91, 130, 131
ボイヤー　47
保険　118
ポジショナル・クローニング法　77
ポッター　5, 21
ボットスタイン　77
ボトム・アップ・アプローチ　81, 135

【マ行】
マクサム・ギルバート法　34, 76
無害　9
無目的な塩基配列決定　79
メディカル・ヒューマニティーズ　66
目的論的生命観　56
モラトリアム　31

【ヤ行】
ヨーロッパ医学と医療の哲学学会　63

【ラ行】
ライフ（*LIFE*）　6
リスボン宣言　18
リピーター　27
倫理的・法的・社会的問題（ELSI）　35
レネック　67

【ワ行】
ワイルズ　62
ワトソン　30, 35, 81, 131

初出一覧

1 「バイオエシックスの『歴史的回顧』」、『保健の科学』46(2):85-88(2004).
2 「医療倫理の歴史と概念」、『整形外科』54(8):1081-1088(2003).
3 「遺伝子研究の歴史と倫理」(原題:「遺伝子解読・医療問題」)、今井道夫・香川千晶(編)『バイオエシックス入門(第三版)』(東信堂、2001年)、151〜163頁
4 「生命の技術化」、加藤尚武・松山壽一(編)『叢書/転換期のフィロソフィー 第3巻 科学技術のゆくえ』(ミネルヴァ書房、1999年)、260〜273頁
5 「バイオエシックスが『医学の哲学』を変えた」(原題:「医療における哲学の役割――Bioethicsをめぐって――」)、『科学哲学』、32(2):15-23 (1999).
6 「ヒトゲノムの全塩基配列決定は還元主義か」、『「ヒトゲノム計画と社会との接点」研究報告集 第2集』(京都大学文学部倫理学研究室、1996年)、136〜143頁
7 「バイオエシックスにおける相補性――遺伝子治療をめぐって――」、『上智大学生命科学研究所紀要』13:63-69(1995).
8 「『生命倫理学』にとって『犯罪』への『荷担』は可能か」、『木野評論』(京都精華大学情報館)、32:73-80(2001).
9 「遺伝子診断とバイオエシックス」、『遺伝子医学』、7(1):112-115(2003).
10 「バイオエシックスの基本問題」(原題:「バイオエシックスの基本問題――21世紀の生存科学に向けて――」)、『生存科学』14B:147-156(2004).

著者紹介
大林雅之（おおばやし　まさゆき）
　1950（昭和25）年　東京に生まれる
　1986（昭和61）年　上智大学大学院理工学研究科生物科学専攻（生命科学基礎論部門）博士後期課程単位取得
　ジョージタウン大学ケネディー倫理研究所客員研究員、産業医科大学講師、山口大学医学部教授、川崎医療福祉大学教授などを経て
　2004（平成16）年8月より　京都工芸繊維大学教授
　専攻　生命倫理学（バイオエシックス）、科学史、科学哲学
　著書　『生命にふれる―バイオエシックス入門―』（葦書房、1992年）
　　　　『新しいバイオエシックスに向かって―生命・科学・倫理―』（北樹出版、1993年）
　　　　『バイオエシックス教育のために』（メディカ出版、1999年）
　　　　『ケースブック　医療倫理』（共編著、医学書院、2002年）
　　　　『バイオエシックス・ハンドブック―生命倫理を超えて―』（共編著、法研、2003年）
　　　　など

Deep Pool of Life:
History, Philosophy and Problems of Bioethics

生命の淵――バイオエシックスの歴史・哲学・課題――
2005年10月15日　　初　版　第1刷発行　　　　　　　　　〔検印省略〕

＊定価は表紙に表示してあります

著者© 大林雅之／発行者　下田勝司　　　　　　印刷・製本　中央精版印刷
東京都文京区向丘1-20-6　郵便振替00110-6-37828
〒113-0023　　TEL (03)3818-5521㈹　FAX (03)3818-5514　　発行所　株式会社 東信堂
　　　　　　　E-Mail tk203444@fsinet.or.jp

Published by TOSHINDO PUBLISHING CO., LTD.
1-20-6, Mukougaoka, Bunkyo-ku, Tokyo, 113-0023, Japan
ISBN4-88713-631-5　C3012　Copyright © 2005 by OBAYASHI Masayuki

― 東信堂 ―

【世界美術双書】

バルビゾン派	井出洋一郎	二〇〇〇円
キリスト教シンボル図典	中森義宗	二三〇〇円
パルテノンとギリシア陶器	関 隆志	二三〇〇円
中国の版画―唐代から清代まで	小林宏光	二三〇〇円
象徴主義―モダニズムへの警鐘	中村隆夫	二三〇〇円
中国の仏教美術―後漢代から元代まで	久野美樹	二三〇〇円
セザンヌとその時代	浅野春男	二三〇〇円
日本の南画	武田光一	二三〇〇円
画家とふるさと	小林 忠	二三〇〇円
ドイツの国民記念碑一八一三年―一九一三年	大原まゆみ	二三〇〇円

【芸術学叢書】

芸術理論の現在―モダニズムから	藤枝晃雄編著	三八〇〇円
絵画論を超えて	谷川 渥	三八〇〇円
幻影としての空間―図学からみた東西の絵画	尾崎信一郎	四六〇〇円
画像の世界―時・空を超えて	小山清男	三七〇〇円
美術史の辞典	中森義宗・清水忠訳	二五〇〇円
美学と現代美術の距離	中森義宗	三六〇〇円
イタリア・ルネサンス事典	J.R ヘイル編 中森義宗監訳 P.デューロ他	七八〇〇円
ロジャー・フライの批評理論 ―アメリカにおけるその乖離と接近をめぐって	金 悠美	三八〇〇円
アーロン・コープランドのアメリカ 知性と感受性の間で	要 真理子 G・レヴィン／J・ティック 奥田恵二訳	四二〇〇円
アメリカ映画における子どものイメージ ―社会文化的分析	K.M.ジャクソン 牛渡 淳訳	三二〇〇円
キリスト教美術・建築事典	P.マレー／L.マレー 中森義宗監訳	二六〇〇円
芸術／批評 0〜2号 藤枝晃雄責任編集		0・1・2号各一九〇〇円 続刊

〒113-0023 東京都文京区向丘1-20-6
☎TEL 03-3818-5521 FAX 03-3818-5514 振替 00110-6-37828
Email tk203444@fsinet.or.jp URL: http://www.toshindo-pub.com/

※定価：表示価格(本体)＋税

― 東信堂 ―

責任という原理――科学技術文明のための倫理学の試み	H・ヨナス 加藤尚武監訳	四八〇〇円
主観性の復権――心身問題から『責任という原理』へ	H・ヨナス 宇佐美・滝口訳	二〇〇〇円
テクノシステム時代の人間の責任と良心	山本・盛永訳	三五〇〇円
感性哲学1～5	日本感性工学会 感性哲学部会編	一六〇〇～二〇〇〇円
空間と身体――新しい哲学への出発	千田智子	四三八一円
環境と国土の価値構造――南方熊楠と近代日本	桑子敏雄編	三五〇〇円
森と建築の空間史――近代日本	桑子敏雄	二五〇〇円
メルロ=ポンティとレヴィナス――他者への覚醒	屋良朝彦	三八〇〇円
思想史のなかのエルンスト・マッハ	今井道夫	三八〇〇円
堕天使の倫理――スピノザとサド	佐藤拓司	二八〇〇円
バイオエシックス入門(第三版)	今井道夫 香川知晶編	二三八一円
バイオエシックスの展望	坂井昭宏 松岡悦子編著	三三〇〇円
今問い直す脳死と臓器移植(第二版)	澤田愛子	二〇〇〇円
動物実験の生命倫理――個体倫理から分子倫理へ	大上泰弘	四〇〇〇円
ルネサンスの知の饗宴(ルネサンス叢書1)	佐藤三夫編	四四六六円
ヒューマニスト・ペトラルカ(ルネサンス叢書2)――ヒューマニズムとプラトン主義	佐藤三夫	四八〇〇円
東西ルネサンスの邂逅(ルネサンス叢書3)――南蛮と禰寢氏の歴史的世界を求めて	根占献一	三六〇〇円
ルネサンスの知の饗宴		
原因・原理・一者について(ジョルダーノ・ブルーノ著作集3巻)	加藤守通訳	三二〇〇円
カンデライオ(ジョルダーノ・ブルーノ著作集1巻)	加藤守通訳	三三〇〇円
ロバのカバラ――ジョルダーノ・ブルーノにおける文学と哲学	N・オルディネ 加藤守通訳	三六〇〇円
食を料理する――哲学的考察	松永澄夫	二〇〇〇円
言葉の力(音の経験・言葉の力第Ⅰ部)	松永澄夫	二五〇〇円
イタリア・ルネサンス事典	J・R ヘイル編 中森義宗監訳	七八〇〇円

〒113-0023 東京都文京区向丘1-20-6
☎ TEL 03-3818-5521　FAX 03-3818-5514　振替 00110-6-37828
Email tk203444@fsinet.or.jp　URL: http://www.toshindo-pub.com/

※定価：表示価格(本体)＋税

― 東信堂 ―

グローバル化と知的様式―社会科学方法論についての七つのエッセー	J・ガルトゥング　矢澤修次郎・大重光太郎訳	二八〇〇円
階級・ジェンダー・再生産―現代資本主義社会の存続メカニズム	橋本健二	三三〇〇円
現代日本の階級構造―理論・方法・計量分析	橋本健二	四五〇〇円
再生産論を読む―バーンスティン、ブルデュー、ボール、ズー＝ギンティス、ウィリスの再生産論	小内透	三三〇〇円
教育と不平等の社会理論―再生産論をこえて	小内透	三三〇〇円
現代社会と権威主義―フランクフルト学派権威論の再構成	保坂稔	三六〇〇円
共生社会とマイノリティへの支援―日本人ムスリマの社会的対応から	寺田貴美代	三六〇〇円
現代社会学における歴史と批判［上巻］	武川正吾・山田信行編	二八〇〇円
現代社会学における歴史と批判［下巻］―グローバル化の社会学	片桐新自・丹辺宣彦編	二八〇〇円
ボランティア活動の論理―阪神・淡路大震災からサブシステンス社会へ―近代資本制と主体性	西山志保	三八〇〇円
イギリスにおける住居管理―オクタヴィア・ヒルからサッチャーへ	中島明子	七四五三円
環境のための教育―批判的カリキュラム　理論と環境教育	J・フェイン著　石川聡子他訳	二三〇〇円
日本の環境保護運動	長谷敏夫	二五〇〇円
現代環境問題論―理論と方法の再定置のために	井上孝夫	二三〇〇円
BBCイギリス放送協会［第二版］―パブリック・サービス放送の伝統	簑葉信弘	二五〇〇円
ケリー博士の死をめぐるBBCと英政府の確執―イラク文書疑惑の顛末	簑葉信弘	八〇〇円
情報・メディア・教育の社会学―カルチュラル・スタディーズしてみませんか？	井口博充	二三〇〇円
サウンドバイト:思考と感性が止まるとき―メディアの病理に教育は何ができるか	小田玲子	二五〇〇円
記憶の不確定性―社会学的探求	松浦雄介	二五〇〇円

〒113-0023 東京都文京区向丘1-20-6
TEL 03-3818-5521　FAX 03-3818-5514　振替 00110-6-37828
Email tk203444@fsinet.or.jp　URL: http://www.toshindo-pub.com/

※定価：表示価格（本体）＋税